Rainer Duus

# Und plötzlich ein komischer Vogel

Rainer Duus

# Und plötzlich ein komischer Vogel

Rediroma-Verlag

Bibliografische Information der Deutschen Nationalbibliothek:
Die Deutsche Nationalbibliothek verzeichnet diese Publikation in der Deutschen Nationalbibliografie; detaillierte bibliografische Daten sind im Internet über http://portal.dnb.de abrufbar.

ISBN 978-3-96103-740-7



Umschlagillustration:



www.rediroma-verlag.de
8,95 Euro (D)

# Inhalt

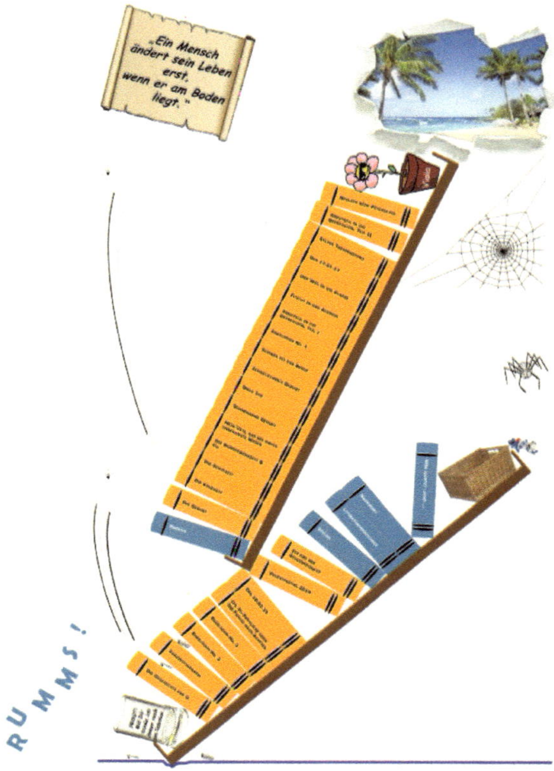
„Ein Mensch ändert sein Leben erst, wenn er am Boden liegt."
RUMMS!

# Prolog

## Moin, Ahoi und Hallo!

> Von den vielen Welten, die der Mensch nicht von der Natur geschenkt bekam, sondern sich aus eigenem Geist erschaffen hat, ist die Welt der Bücher die größte.
> *[Hermann Hesse]*

Hallo, liebe/r Leser*in, schön, ich freue mich, dass du mein Buch gegriffen hast und aufgeklappt hast.

Wer jetzt denkt, er hielte vielleicht eine ornithologische Abhandlung über eine seltene Piepmatzart in der Hand, der hat sich getäuscht.

Wer jetzt denkt, er hielte vielleicht einen Krimi in der Hand, der hat sich getäuscht.

Wer jetzt denkt, er hielte vielleicht einen Thriller in der Hand, der hat sich getäuscht.

Wer jetzt denkt, er hielte vielleicht einen Liebesroman in der Hand, der hat sich (nicht gänzlich) getäuscht.

Falls ihr eines dieser Themen für dieses Buch erwartet habt, dann könnt ihr es getrost wieder ins Regal zurückstellen, euch das Geld für dieses Buch sparen und dafür lieber einen Kaffee oder Tee trinken gehen.

Die anderen dürfen gerne weiterlesen.

Liebe Leser, ihr fragt euch sicherlich, warum ein „Otto-Normalverbraucher", wie ich einer bin, nun dieses Buch geschrieben hat. Und darüber hinaus diesem Buch einen Titel verleiht, der nicht gerade zum Kauf anregt oder vielleicht etwas anderes assoziiert ... vielleicht aber neugierig macht.

In erster Linie verarbeite ich damit die Geschehnisse meines Lebens, die ich gerne hätte überspringen wollen und auch getan hätte, gäbe es für mein Leben eine Vorspultaste. Gibt es aber definitiv nicht. Aber auch mein Leben vor und nach diesen Geschehnissen ist Bestandteil meines Buches, garniert mit jeder Menge Weisheiten und Zitaten.

Dieses Buch bringt Wahrheiten ans Tageslicht und rechnet ab!

> Wer klug und einsichtig ist, der achte auf das, was in diesem Buch geschrieben steht.
> *[Hosea, 14, 10]*

Darüber hinaus möchte ich euch Lesern einen Einblick in das Leben eines komischen Vogels geben, dass ihr, sowohl Betroffene als auch deren Angehörigen und Freunde daraus lernen möget, zu verstehen und miteinander umzugehen. Seht es als eine Art Hilfestellung bzw. Ratgeber an.

„Wovon redet der denn da jetzt überhaupt?"

Im Detail rede ich vom Aufziehen dunkler Wolken im Kopf, also

wenn sich Antriebslosigkeit in einem breit macht,

wenn soziale Kontakte zur Last werden,

wenn man unter Schlafstörungen leidet und somit ständig müde ist,

wenn ihr plötzlich nicht mehr wisst, wie kalt und warm an eurem Wasserhahn einzustellen ist,

wenn das sexuelle Interesse gegen Null geht,

wenn einem das Leben plötzlich nicht mehr lebenswert erscheint,

wenn Zweifel am eigenen Dasein aufkommen und das Gefühl aufkommt, nicht mehr gebraucht zu werden,

wenn man Zukunftsängste schürt,

wenn man nicht mehr klar nachdenken sondern nur noch grübeln kann,

wenn einem plötzlich und ohne Grund Tränen in die Augen schießen, wenn man das Gefühl hat, im Sumpf festzustecken und sich alleine nicht mehr befreien zu können,

wenn ihr denkt, ach, wäre das doch schön, wenn du jetzt tot wärst,

wenn ... kurz gesagt:

Falls fallend du vom
Dach verschwandest,
so brems', bevor du
unten landest.
*[Heinz Erhardt]*

**Wenn dir plötzlich dein Leben um die Ohren fliegt!**

Es geht also ... richtig! ... es geht um das Thema „DEPRESSIONEN", und zwar ausgelöst, wie ich kürzlich in einem Fortbildungskurs erfahren durfte (Henning, vielen Dank für den sehr interessanten und aufschlussreichen Vortrag!), durch Traumata. Genannter Fortbildungskurs hat mich zum Nachdenken angeregt, welche Erlebnisse in meinem Leben Traumata waren (Trauma = Ereignis + Folgen).

Dass dies drei, nein, sogar vier an der Zahl in meinem bisherigen Leben waren, werdet ihr in den folgenden Kapiteln nachlesen können.

Die oben angeführte Liste der Anzeichen einer Depression hat sicherlich keinen Anspruch auf Vollständigkeit, und nicht immer treten alle Anzeichen auf.

Dieses Buch ist keine medizinische Abhandlung über das Thema „Depressionen", sondern soll **EUCH** helfen, Depressionen möglichst rechtzeitig zu erkennen und entsprechend gegenzusteuern. Und damit sind nicht nur die Betroffenen selbst gemeint! Nein, auch die Familie, die Freunde und Bekannten seien durch dieses Buch angesprochen; auch für euch ist es wichtig, eine Depression an einem anderen Menschen aus eurer Mitte zu erkennen, sodass ihr diesen Menschen nicht lapidar als *komischen Vogel* abstempelt, nur weil er gerade mal nicht mehr so tickt wie noch zuvor, sondern damit ihr entsprechende Hilfestellung bzw. Ratschläge geben könnt, sozusagen die Hege und Pflege eines *komischen Vogels* erlernt.

> **Innerlich:**
> Ich bin müde, kaputt, verletzt und kann einfach oft nicht mehr.
> **Äußerlich:**
> Ich kämpfe und lache weiter, damit niemand merkt, wie es mir wirklich geht
> *[www.pinterest.de]*

Dies gilt auch für den besten Freund bzw. die beste Freundin, denn ein *komischer Vogel* ist alles andere als mitteilungsfreudig. Er versucht, seine eigentliche Gemütsverfassung zu überspielen, um sich ja nichts anmerken zu lassen. Am liebsten möchte er nur in Ruhe gelassen werden und in seiner eigenen Welt leben.

Ich habe es selbst erlebt, und mein bester Freund Uwe war überrascht, dass ich selbst ihm nichts gesagt habe und er auch nichts bemerkt habe. [Ich hätte Schauspieler werden sollen.] Er hat es erst erfahren, nachdem meine Erkrankung „aktenkundig" wurde.

Ein weiteres Problem, so wie ich es kennengelernt habe, ist das Verständnis auf Seiten der Familie, Freunden und Bekannten. Ich habe mehrfach erfahren müssen, dass, wenn man schon mal über seine Krankheit und deren Auswirkungen sowie seine Gemütswelt spricht, dies von seinen Gesprächspartnern nicht gänzlich verstanden wird. Dies trifft auch auf meinen besten Freund Uwe zu. Ich habe es erst kürzlich wieder erfahren dürfen.

> Es gibt in einem anderen Menschen nichts, was es nicht auch in mir gibt. Dies ist die einzige Grundlage für das Verstehen der Menschen untereinander.
> *[Erich Fromm]*

Lieber Uwe, solltest Du dieses Buch gerade in Deinen Händen halten und diese Zeilen lesen, so gräme Dich bitte nicht. Denn dies ist kein Vorwurf, sondern lediglich ein Faktum. Andersherum würde ich es höchstwahrscheinlich auch nicht verstehen. Und Du stehst auch nicht alleine da, nein, fast allen *Angehörigen* meiner Familie sowie meinem Freundes- und Bekanntenkreis (dazu zählen mit einer Ausnahme auch meine Arbeitskollegen) fehlt jegliches tiefgehendes Verständnis für meine Gefühle und mein Handeln.

Das gleiche habe ich von meiner ehemaligen Kollegin gehört, die ein ähnliches Schicksal wie das meine hat erleiden müssen. Auch sie bekam von anderen immer wieder Dinge gesagt wie z. B., sie solle sich nicht so anstellen, sie solle sich zusammenreißen und das würde schon wieder werden.

Auch in diesem Fall soll mein Buch helfen, *komische Vögel* zu verstehen und entsprechend „anzupacken". Ich hoffe inständig, dass mir das gelingen wird, denn es ist nicht einfach!

Ich habe feststellen müssen, dass es wenig Verständnis von Seiten seiner Umwelt gibt. Darüber hinaus habe ich auch feststellen müssen, dass man vollstes Verständnis nur unter Seinesgleichen findet.

**Sprechen komische Vögel denn plötzlich eine andere Sprache?**

Und nun wünsche ich euch eine spannende und lehrreiche Lektüre!

# Die Geburt

> Die Geburt bringt nur das Sein zur Welt; die Person wird im Leben erschaffen.
> *[Théodore Jouffroy]*

Anno Domini 1962, genauer gesagt am 29. März 1962 um 23:55 Uhr erblickte ich als drittes Kind von Alfred Johannes und Eleonore Irene Waltraud Duus im schönen Fischerdörfchen Tönning das Licht der Welt, sozusagen:

**Fünf vor zwölf!**

Und die Engelsschar sang: „O Menschentum, Völker dieser Erde, öffnet die Ohren und lasst Euch sagen, **Rainer 1.0** ward Euch geboren!"

Aber was heißt hier, ich erblickte das Licht der Welt? Hä, welches Licht der Welt? Wenn ich bei der Geburt irgendein Licht der Welt erblickt haben sollte, so wäre es um diese Uhrzeit höchstens noch das Licht des Mondes gewesen. Oder das Licht der Straßenlaterne vor dem Kreiskrankenhaus Tönning, in dem ich geboren wurde.

Da stellt man sich doch die Frage, wer diese Phrase „erblickte das Licht der Welt" geprägt hat ...

Feststehen zumindest folgende Tatsachen:

Tierkreiszeichen: WIDDER

Chinesischer Tierkreis: TIGER

Element: FEUER (nach der westlichen Elementenlehre)

Element: WASSER (nach der chinesischen Elementenlehre)

Yin/Yang: YANG

Was heißt das denn nun? Sagt das etwas über mich aus?

Wenn ich den Horoskop-Definitionen [1], [2], [3] sowie [4] folge, kann ich mich folgendermaßen beschreiben

Ich bedeute Neuanfang. Mein Wille will spontan durchgesetzt und die Welt erobert werden. Dabei handle ich forsch und aktiv, verbunden mit Ungeduld. Ich liebe das Risiko, und von einer Niederlage erhole ich mich blitzartig.

Ich bin schnell zu begeistern und habe häufig gute Laune. Wie das Feuer kann auch ich beherrschend sein, und persönliche Freiheit ist mir sehr wichtig. Wie Feuer nehme ich mir den Raum, den ich will, und bin schwer zu bändigen. Schließlich steht das Feuer für Energie und Selbstvertrauen, Beweglichkeit und Eigenständigkeit.

Das chinesische Sternzeichen des Tigers im Element Wasser ist mit einer untrüglichen Intuition ausgestattet. Er hat die Gabe, sich empathisch in Menschen zu versetzen und kann dadurch auch für andere abwegige Beweggründe nachvollziehen. Diese Gabe macht ihn äußerst beliebt, und so kann er auf einen großen Freundeskreis bauen. Einzig seine wirkliche, eigene Meinung trägt er meist nur selten vor.

Als Yang bin ich hell, hart, heiß, männlich, aktiv, Bewegung, was im krassen Gegensatz zum Yin (dunkel, weich, kalt, weiblich, passiv, Ruhe) steht.

Und was sagt Wikipedia?

> Nomen est omen
>
> Der Name ist Vorzeichen.

Der Name Rainer wird gedeutet als „(göttlicher) Rat der Heerscharen", „Heeresberater" oder „Volksberater" Herkunft aus dem Althochdeutschen (ragin=der Rat, der Beschluss; heri=das Heer, der Krieger). [5]

So, nun wisst ihr, was ich doch für ein toller Hecht und knallharter, aber auch gönnervoller Typ bin. Hiermit könnte ich dieses

Buch jetzt abschließen. Aber ... da war doch noch was ... oder?

Ach ja!

Ein Leben **nach** der Geburt!

Oder heißt es etwa ein Leben **vor** dem Tod?

> Die beiden wichtigsten Tage unseres Lebens sind der Tag, an dem wir geboren werden, und der Tag, an dem wir herausfinden, warum.
> *[Mark Twain]*

# DIE KINDHEIT

> Das erste Glück eines Kindes ist das Bewusstsein, geliebt zu werden.
> *[Don Bosco – italienischer katholischer Priester und Ordensgründer]*

Als ich neun Monate alt war, haben sich meine Eltern getrennt. Ich fragte mich: „Hey, war ich der Grund?" Damals wusste ich noch nicht, dass ich den Grund der Trennung nie erfahren würde.

Mein Vater zog von Tönning nach Neumünster und nahm meine Schwester und meinen Bruder mit sich. Meine Mutter dachte wohl: „Ach, der arme Junge!" (also ich). So zog sie in die weite Welt, um neue Geschwisterchen für mich hervorzubringen. Und fast vier Jahre später war es dann auch so weit: Eine Halbschwester und ein Halbbruder erblickten am 20. Februar 1966 als Geschwisterpärchen das Licht der Welt ... das Thema hatten wir doch schon!

Sie hören heute immer noch auf den Namen Heike und Michael. Leider kennen sie bis heute ihren Vater nicht. Gott sei Dank ist mir dieses Schicksal erspart geblieben. Aber dazu komme ich noch einige Kapitel später.

Während meine Mutter also umtriebig für neuen Nachwuchs sorgte, bin ich wohlbehütet bei meinen Großeltern aufgewachsen. Sie hatte ein schönes Reihenendhaus in Westerland auf der schönen Insel Sylt, und zwar im Peter-Eschels-Weg. Wer also mal auf der Insel Sylt weilen sollte, sollte dort unbedingt einmal vorbeischauen. Ich habe dort eine wunderbare Kindheit verlebt und vor allem meine Oma tief in mein Herz geschlossen.

All dies begab sich zu der Zeit, als auf Sylt noch die Inselbahn fuhr und die Sylter vom Verdienst ihrer Arbeit sich noch eine Wohnung auf Sylt leisten konnten. Viele leben heute auf dem Festland, wo die Mietpreise erschwinglich sind, und pendeln zwischen Wohnort und Sylt hin und her.

Aber das nur am Rande ...

Irgendwann, es muss 1966 oder 1967 gewesen sein, sind wir nach Cuxhaven in die Hermann-Boßdorf-Straße umgezogen; diese Umgebung ist eher unspektakulär, aber wer gerne dort einmal vorbeischauen möchte ... ich habe euch gewarnt.

Wir haben dort zur Miete gewohnt, und einige Zeit fragte ich mich: „Mit wem wohnen wir denn da zusammen?“ Denn es waren nicht nur Oma, Opa und ich, die dort wohnten, nein, auch drei weitere Personen wohnten mit uns in derselben Wohnung. „Naja“, dachte ich. „Oma und Opa brauchen bestimmt das Geld von den Leuten, um die Miete bezahlen zu können.“

Mitnichten, wie ich später lernen musste. Es waren meine Mutter und meine neuen Geschwister.

Eines Tages, meine Großeltern waren außer Haus, hatte meine Mutter Besuch von einem Mann. „Mensch, wenn das jetzt nicht mein Vater ist!“, so waren meine Gedanken. Nein, es war lediglich ein Arbeitskollege aus der Wäscherei, in der meine Mutter arbeitete.

Eines anderen Tages ging ich mit meiner Mutter spazieren, und wir kamen, ob nun gewollt oder ungewollt, genau an dieser Wäscherei vorbei. Kaum habe ich besagten Kollegen meiner Mutter gesehen, schrie ich auch schon voller Freude: „Den Mann kenne ich, das ist mein Freund!“

Was nun geschah, habe ich damals nicht verstanden. Meine Mutter zog mich weg, beschimpfte mich als Kamel, und wir gingen schnellen Schrittes von dannen. Ich habe meinen „Freund“ daraufhin nie wiedergesehen. Später, im etwas reiferen Alter, kam mir die Idee, dass sich meine Mutter und mein „Freund" heimlich getroffen haben, mein „Freund" war liiert und seine Liebste muss wohl auch während meines Freudenausbruches in der Wäscherei zugegen gewesen sein. Tja, das war's wohl mein „Freund"!

# DIE SCHULZEIT

> Das Lernen macht
> stets dann Verdruß,
> wenn man's nicht will,
> es aber muß.
>
> *[Heinz Erhardt]*

Irgendwann war es auch bei mir soweit, und meine Freizeit wurde durch mein Dasein als Abc-Schütze arg eingeschränkt. Aber so schlecht war das ja nun auch wieder nicht, bekam man doch eine Riesentüte voller Süßigkeiten ... und noch so anderen Krams, der aber eher Nebensache war. Wie ich später schmerzhaft lernen musste, war dies lediglich eine einmalige Angelegenheit.

Ich lernte viele neue Freunde kennen, ging mit viel Spaß in den Turnverein bis ... eines Tage im November 1970 eine Meldung wie eine Bombe bei mir einschlug.

Wir ziehen alle um nach Münster. Und als es hieß „alle", dann waren auch „alle" gemeint.

„Hä, wo liegt denn dieses Münster?", fragte ich mich. „Da gibt's doch kein Meer und keinen Sandstrand. Was soll ich denn da?"

Was war geschehen: Mein Opa, Zivilbediensteter bei der Bundeswehr, wurde pensioniert, und meine Großeltern wollten zentral bei ihren Kindern – insgesamt fünf an der Zahl – wohnen. Und das war nun mal eben ... wie hieß die Stadt doch gleich nochmal ... ach ja: Münster.

Das war für mich natürlich ein Schlag ins Kontor: Freunde futsch, Turnverein futsch, neue Schule, fremde Kinder, kein Baden im Meer, keine Spaziergänge am Strand, kein Sammeln von Miesmuscheln am Strand, die Oma dann gekocht hat ... „Wie ätzend ist das denn!", dachte ich mir. Aber mir blieb ja nun im zarten Alter von acht Jahren nichts anderes übrig, als mitzuziehen. Da war es nun:

**TRAUMA No. 1**

Mein erstes Erlebnis war, dass ich, als ich in dem leergeräumten Möbelwagen spielte, ohnmächtig – und zwar im wahrsten Sinne des Wortes – wurde. Wahrscheinlich als Folge des Traumas des Umzugs und des damit einhergehenden Verlustes der gewohnten Umgebung.

Fragt mich bitte nicht, wie lange diese Ohnmacht angehalten hat. Ich weiß es nicht. Ich weiß nur, dass es keiner bemerkt hatte. Und ich habe auch nichts gesagt. Gleiches sollte mir später noch einmal passieren, als ich mit meiner Oma beim Clamotten Anton – im Fachjargon auch C&A genannt – einkaufen war. Woran das lag? Ich denke, es war die Luftveränderung, mit der mein Organismus anfangs zu kämpfen hatte.

So, da saß ich nun als Münsteraner Neubürger und sinnierte über mein Leben nach dem Leben nach. Ob ihr es nun glauben mögt oder nicht: Ich habe mir kurz nach dem Umzug geschworen, wieder an die Küste zurückzuziehen, sobald sich die Gelegenheit dazu ergibt.

Ich „mutierte" zum Fan des Hamburger SV als (damals) erfolgreicher Nordklub der Bundesliga – ok, ich versuchte nebenbei auch Fan von Werder Bremen zu sein, was ich aber ganz schnell wieder ad acta gelegt hatte –, überlegte mir, welchen Beruf ich denn einmal ausüben möchte. Da standen u. a. Feuerwehrmann und Lokführer zur Disposition. Aber bis dahin war noch viel Zeit.

> Das Einzige, was sich in der ersten Hälfte bewegt hat, war der Wind.
>
> *[Franz Beckenbauer]*

Und dann war da noch mein Lieblingscousin Frank. Wir haben sehr viel Zeit miteinander verbracht, haben auch sehr viel Unsinn getrieben, über den wir heute als erwachsene Menschen nur den Kopf schütteln würden. Während unserer gemeinsamen Stunden habe ich meine Sorgen vergessen können; es war eine sehr schöne gemeinsame Zeit, die ich nicht missen möchte und an die ich mich immer gerne zurückerinnere.

Eines Tages – ich war 14 oder 15 Jahre alt – waren meine Sorgen so groß angewachsen – meinen Großeltern fiel es immer schwerer, mich Pubertierenden erziehen zu können (von Opa gab es dann auch mal Prügel, weil er keinen anderen Ausweg mehr sah) –, dass ich beschloss, von zu Hause abzuhauen. Ich hatte beschlossen, nach Hamburg zu fahren und auf einem „Dampfer" anzuheuern, egal, welche Arbeit ich dort würde verrichten müssen. Hauptsache weg von zuhause! Ich hatte auch schon meine Fahrkarte nach Hamburg-Altona in der Tasche. Frank bemerkte, dass etwas mit mir nicht stimmte. Ich erzählte ihm dann von meinem Plan. Er fiel aus allen Wolken und redete auf mich ein, machte mir Mut und hatte es schließlich geschafft, dass ich meine Fahrkarte zerriss und ich mich den Herausforderungen zuhause stellte.

In der Schule kam ich erstaunlich gut zurecht, habe schnell neue Freunde gefunden und habe tatsächlich eine Gymnasialempfehlung bekommen.

„Boah, ey", sagte ich zu mir. „Bloß kein Gymnasium, denn da liegen ja noch neun

Jahre Schule vor mir, gleichbedeutend mit neun weiteren Jahren Münster!“ Meinen Großeltern signalisierte ich, dass das Gymnasium viel zu schwer für mich sei und ich lieber auf die Hauptschule gehen würde. Das wären nämlich nur noch fünf weitere Jahre Münster.

Schule ist jenes Exil, in dem der Erwachsene das Kind so lange hält, bis es imstande ist, in der Erwachsenenwelt zu leben, ohne zu stören.
*[Maria Montessori].*

Heute bin ich froh, dass meine Großeltern nicht nachgegeben haben und mich förmlich auf's Gymnasium genötigt bzw. „geprügelt“ haben.

Rückblickend muss ich sagen, war die Schulzeit gar nicht so schlecht. Es gab tatsächlich schöne und auch amüsante Zeiten. So habe ich u. a. die Sprüche meines Lateinlehrers mitgeschrieben und ihm am Ende des Schuljahres in einer selbstgebastelten Pappschachtel übergeben. Er konnte sein breites Grinsen nicht vertuschen! Seitdem habe ich ein Faible für die lateinische Sprache, wie ihr sicherlich noch fest-

Non scholae, sed vitae discimus.

Nicht für die Schule, sondern für das Leben lernen wir.

stellen werdet.

Und überhaupt, ich entdeckte zu dieser Zeit die Komik, und der derzeit berühmteste „Comedian", wie man heute auf neudeutsch sagt, war Otto Waalkes. Später im Leben sollte ich dann auch noch sehr großer Fan von Heinz Erhardt und – natürlich auch – Loriot werden. Zu diesem Zeitpunkt wusste ich noch nicht, dass diese Tatsache einmal einen wichtigen Faktor in meinem Leben darstellen sollte.

Für diejenigen, für die das Wort „Komik" ein Fremdwort sein sollte, hier die Definition:

Komik (gr. komikos, von komos ‚Festzug') bezeichnet das Komische und damit menschliches Verhalten oder Sprechen, aber auch Kunstprodukte (wie Texte, Filme oder Zeichnungen), die Gelächter oder Heiterkeit hervorrufen oder hervorrufen wollen. [6]

Ich war sehr an Naturwissenschaften interessiert, und kam auf dem Gymnasium voll auf meine Kosten: Biologie, Physik (mit Ausnahme Mechanik!), Chemie ... alles, was das Zeug hergibt.

Eines Tages fragte meine Physiklehrerin, wer denn neben Physik auch einen Chemiekurs belegen würde. Nicht ahnend, was auf mich zukommen würde, hob ich meinen Arm. Vorsichtig schaute ich um mich und musste feststellen, dass mein Arm der einzige war, der in die Höhe schnellte.

„Schön, Rainer", sagte Frau Badde – so hieß meine Physiklehrerin in der Oberstufe. „Dann arbeite doch mal bis zur nächsten Stunde ein Referat über die C14-Methode aus." Und das im damaligen Zeitalter ohne Internet! Heute ist das ja einfach: Rechner hochfahren, Browser starten, „C14-Methode" ins Suchfenster eingeben, und schon erhält man jede Menge Informationen über besagte C14-Methode. Für diejenigen, die nicht wissen, was dies ist:

Die C14-Methode wird zur Altersbestimmung von organischen Substanzen herangezogen, die sogenannte Radiokarbonmethode.

Da stand ich nun, ich armer Tor, und war so klug als wie zuvor. Der hat gut reden, der Goethe, der Johann Wolfgang von. Ich glaube nicht, dass er jemals über die C14-Methode hat referieren müssen. Lange Rede, kurzer Sinn, es gab ja damals – wie auch heute noch, sagt man – Büchereien, in denen man sich Bücher, also die Gegenstände aus viel Papier, in denen man blättern kann, ausleihen kann. Gesagt, getan! Am Ende habe ich es geschafft, ein entsprechendes Referat über zwei Schulstunden auszuarbeiten. Ich habe heute noch das Gefühl, dass meine Mitschüler darüber not amused waren. Aber was soll man auch von einem Physiker erwarten, wenn es um organische Substanzen geht …

Neben der Schule reifte mein Berufswunsch. Irgendwie war ich von der Fliegerei angetan und sah es als großes Abenteuer an, schneller als der Schall durch die Lüfte zu düsen. Wenn mal wieder jemand hinter mir herrufen würde, ich solle doch bitte stehen bleiben, so würde mich dieser Ruf nie erreichen. „Wie wäre es denn als Jetpilot bei der Bundeswehr?", fragte ich mich, als ich 16 Jahre alt war. Die Marine hat sogar zwei Geschwader in Schleswig-Holstein. Also wieder zurück in die Heimat. Gleichzeitig würde ich die alte Marinetradition meiner Familie – mal abgesehen von der Generation vor mir – fortsetzen. Das hat mich natürlich beflügelt, meinen Wusch in die Tat umzusetzen.

Kleiner Exkurs: Mein Opa war Marinesoldat während des Zweiten Weltkrieges. Eine Tages erhielt er die Versetzung auf die „Bismarck", deren Schicksal wohl jedem bekannt ist. Kurz bevor die „Bismarck" auslief, wurde mein Opa krank, lag im Lazarett, und die „Bismarck“ ist ohne meinem Opa ihrem Schicksal entgegengefahren.

Ich schrieb also meine Bewerbung und reichte sie bei der Bundeswehr ein. Kurze Zeit später erhielt ich eine Einladung zu einem medizinisch-psychischen Test in Fürstenfeldbruck, Fahrkarte inklusive.

In Fürstenfeldbruck bei der Flugmedizinischen Untersuchung angekommen, wurde ich zwei Tage in die Mangel genommen, und zwar mit dem Ergebnis: flugtauglich!

Juchhu, jetzt nur noch eben schnell das Abitur machen – es waren aber ca. drei Jahre zu überbrücken – und dann geht‘s ab in die Heimat.

Nachdem ich mit minimaler Anstrengung – also wirklich nur mit absolut notwendigem Aufwand und ein wenig Poker – mein Abitur mit den Leistungskursfächern Geografie und Biologie, mit Mathematik als drittes und Kunst als viertes Abiturfach gemacht habe, ging es am 30. Juni 1981 (ENDLICH!) per Bahn von Münster nach Flensburg ... Heimat ich komme!

# DIE BUNDESWEHRZEIT & CO.

„Ich bin Bundeswehrsoldat, ein toller Typ!" So sang es seinerzeit Mike Krüger. „Solange ich diene, da könnt ihr sicher sein, da kommt kein Feind in unser Land hinein. Denn ich bin Bundeswehrsoldat 'n toller Typ und ich hab' mein Vaterland so furchtbar lieb."

Mit dem Eintritt in die Marine fand in meiner Persönlichkeit ein nicht unerheblicher Wandel statt ➔ **RAINER 2.0** ist da!

Die Fliegerei habe ich zwar nach 16 Flugstunden sowie 70 Starts und ebenso vielen Landungen aufgrund „feinmotorischer" Probleme aufgeben müssen, aber das tat meinem Leben damals keinen Abbruch.

Eine Seefahrt, die ist lustig, ...

Von meinen Großeltern habe ich (gnädiger Weise) die Telefonnummer meines Vaters, die sie lange als Schatz behütet hatten, mit auf den Weg bekommen. Und noch bevor ich standesgemäß salutieren konnte, hatte ich zum Telefonhörer gegriffen und meinen Vati angerufen. Wie es weitergeht, könnt Ihr im Kapitel „MEIN VATI, DAS BIS DAHIN UNBEKANNTE WESEN" lesen.

Am 13.03.1984 habe ich dann Marion (an einem Wochenendbesuch in Münster!) kennen und lieben gelernt. Es hat sofort gefunkt zwischen uns beiden. Wir haben sogar eine eigene Wohnung in Münster bezogen, die wir fortan – spartanisch eingerichtet – unser Zuhause nannten.

Durch meine Bundeswehrzeit war ich zwar nur am Wochenende und während meines Urlaubs zuhause. Dies tat unserer Beziehung aber keinen Abbruch. Ganz im Gegenteil: Exakt zwei Jahre später haben wir geheiratet.

> Der Mann ist ein Balken, der im Laufe der Ehe zurechtgehobelt wird.
> *[Serbisches Sprichwort]*

Es folgte der Umzug nach Wilhelmshaven, wo ich ab 1984 stationiert war und der Aufenthalt dort für längere Zeit absehbar war; ich wurde zum damaligen „Kommando Marineführungssystem", welches Software für die Marine entwickelte, versetzt. Das war meine erste Begegnung mit der IT. Damals wusste ich noch nicht, dass ich bis heute – und wahrscheinlich auch noch bis zu meiner Rente – in diesem Umfeld tätig sein werde.

Wir hatten in Wilhelmshaven eine schöne Drei-Zimmer-Wohnung im schönen Stadtteil Altengroden mit guter Nahversorgung und Bushaltestelle direkt vor der Haustür bezogen.

1984 und 1988 kamen dann unsere Kinder auf die Welt. Es war eine große Wonne zuzusehen, wie unsere Kinder groß wurden. Wir hatten sehr viel Spaß gemeinsam, unvergessen sind auch unsere gemeinsamen Urlaube.

Ein großes Ereignis war dann auch die Silberhochzeit, die Marion und ich im Jahr 2009 ausgiebig im Rahmen der Familie und im Freundeskreis gefeiert hatten. Als Lokation hatten wir uns das „Dorf Wangerland" ausgeguckt, da dort Kost und Logis zu einem Festpreis angeboten wurden. Gleich nach der Ankunft im „Dorf Wangerland" spielte sich eine witzige Szene ab:

Marion und ich gingen zur Rezeption, um uns anzumelden. Als die Rezeptionistin unseren Nachnamen hörte, fragte sie: „Sind denn Ihre Eltern auch schon da?" Marion und ich guckten uns an, und wir mussten sooo lachen. „Wir sind das Silberpaar", klärten wir dann die Sachlage auf. Nun haben wir ja auch früh geheiratet und waren zu unserer Silberhochzeit noch jung an Jahren.

Da war die Welt noch in Ordnung ...

# Mein Vati, das bis dahin unbekannte Wesen

Kaum zur Grundausbildung in Flensburg angetreten, habe ich meinen Vater, der mit seiner Familie in Neumünster lebte, angerufen. Ich war natürlich sehr aufgeregt am Telefon und kann mich folglich nicht mehr an das Gespräch erinnern. Ich weiß nur noch, dass wir vereinbart hatten, dass er mich am Wochenende – keine Ahnung mehr, welches Wochenende das war – in Flensburg abholen würde und ich das Wochenende bei ihm und seiner Familie in Neumünster verbringen würde.

Gesagt, getan.

Da stand er dann vor dem Kasernentor vor seinem BMW. Er war sicherlich genauso aufgeregt wie ich. Ähnlich wie bei meinem ersten Telefonat mit meinem Vater erscheint mir die erste Begegnung mit ihm wie in einem undurchsichtigen Nebel. Ich kann gar nicht beschreiben, wie unsere Begrüßung stattgefunden hat und über was wir uns während der Fahrt nach Neumünster unterhalten haben.

Ich kann mich aber sehr wohl noch erinnern, dass ich ein sehr schönes Wochenende in Neumünster verlebt hatte. Ich hatte meine leiblichen Geschwister wie auch meine Stiefmutter kennengelernt. Meine Stiefmutter war fortan meine Mutter, die ich nie richtig hatte.

So habe ich viele Wochenenden in Neumünster verbracht. Anfangs fuhr ich mit der Bahn, später, als ich meinen Führerschein in der Tasche hatte und mein eigenes Auto – ein Ford Fiesta mit Namen „Möppel" – hatte, fuhr ich den Weg nach Neumünster und wieder zurück nach Flensburg mit dem Auto.

Die Besuche in Münster wurden dadurch seltener. Bis zum 13.03.1984. Aber das habt ihr ja schon im vorherigen Kapitel gelesen.

Auch Marion wurde sehr herzlich bei meinem Vati und seiner Familie aufgenommen. Und so wechselten sich die Wochenenden in Münster und Neumünster ab.

Da war die Welt noch in Ordnung ...

# Sohnemanns Geburt

*„Hurra, hurra, unser Stammhalter ist da!“. Es freuen sich Rainer & Marion Duus*

Wenn man ein Wozu des Lebens hat, erträgt man jedes Wie.
*[Friedrich Nietzsche]*

Am 12. Mai 1986 um 21 Uhr wurde unser Sohn Daniel geboren.

Am 27.02.2019 habe ich mir den Auftritt von Arnd Zeigler im Bürgerhaus Schortens live angesehen: „Dahin, wo es wehtut. Zeiglers wunderbare Welt des Fußballs – live“.

Ich habe viel gelacht, wurde aber am Ende doch etwas wehmütig, als er von sich und seinem Sohn erzählte, wie sie heute gemeinsam u. a. Fußballspiele besuchen. Ich musste automatisch an die 90er Jahre denken, als mein Sohn und ich fast jedes Heimspiel unseres EC Wilhelmshaven angeschaut haben. Wir hatten sozusagen unseren Stammplatz in der Eishalle, haben viel Spaß während der Spiele gehabt ... haben auch mal die Schiedsrichter und generischen Spieler angepöbelt ... und haben alle

Höhen und Tiefen „unseres" Vereins miterlebt.

Tja, heute hat er selbst einen Sohn, mit dem er sicherlich als Vater einmal das erleben wird, was ich mit ihm erleben durfte.

# Omas Tod

> Nie ist ein Gegenstand so leibhaftig da wie der, der nicht mehr da ist.
> *[Kurt Tucholsky]*

Dies ist das bisher traurigste Kapitel meines Lebens. So viel sei vorweggesagt. Der Tod meiner geliebten Oma hat eine große Wunde in mir hinterlassen, die auch heute noch nicht verheilt ist. Sie war nach der Bindungstheorie – einer Zusammenfassung der Erkenntnisse aus der Entwicklungspsychologie und der Bindungsforschung – die Feinfühligste, d.h., ich hatte zu ihr eine sehr enge emotionale Beziehung.

„Die Zeit heilt alle Wunden."

Schwachsinn! Tut sie nicht. Zumindest nicht bei allen Wunden. Diese Wunde wird **NIE** verheilen.

Es war der 22. Mai 1986. Wer aufmerksam gelesen hat, wird bemerkt haben, dass im Hause Duus die Geburt des Stammhalters angemessen – also feucht und fröhlich – mit vielen Freunden gefeiert wurde. Plötzlich klingelte das Telefon (Festnetzapparat, orangefarben, aber immerhin schon mit Tastatur anstatt Wählscheibe, analog, keine Rufnummernanzeige; die Älteren unter euch erinnern sich vielleicht noch).

Nanu, wer kann das denn sein? Ich nahm den Hörer ab, am anderen Ende mein Opa. Seine Nachricht (neudeutsch: Message):

Oma ist gestorben.

Da war es nun:

**TRAUMA No. 2**

Mir hat es regelrecht die Planken unter den Füßen weggezogen.

Was im Einzelnen danach kam, weiß ich nur noch bruchstückhaft. Das Leben viele Jahre danach erscheint mir heute nur noch nebulös bis ungefähr zu der Zeit, als unsere Tochter geboren wurde und wir kurze Zeit später im Jahr 1988 in unser eigenes Heim eingezogen waren. Aber es ging irgendwie weiter, ich musste ja funktionieren, ich hatte ja Familie und somit Verantwortung.

Und ich funktionierte ...

# SCHNECKCHENS GEBURT

> Die Geburt bringt nur das Sein zur Welt; die Person wird im Leben erschaffen.
> *[Théodore Jouffroy]*

Am 18. Januar 1988 um 18 Uhr wurde dann unsere Tochter Svenja geboren.

Dass Töchter prinzipiell mehr Probleme als Söhne bereiten, wurde schon bei der Geburt deutlich. Meinte unsere Tochter doch, sie müsse sich die Nabelschnur um den Hals legen. Aus welchem Grund auch immer. So geschah es, dass Svenja per Kaiserschnitt geboren wurde.

Wahrscheinlich war dies auch der Grund, warum Svenja meist langsam und drömmelig, ja fast schon benommen, durch ihr kindliches und anschließendes jugendliches Leben ging. Komme ich heute nicht, komme ich morgen ... Und was du heute kannst besorgen, verschiebe ruhig auf morgen.

Und so kam der Spitzname ***Schneckchen*** zustande.

Den durfte allerdings nur ich benutzen. Was für eine Ehre für mich ... auch heute noch.

Heute ist meine Tochter eine sehr große Stütze in meinem Leben, da sie so ziemlich die Einzige ist, die mit meiner heutigen Situation umgehen kann. Und dafür danke ich ihr sehr und bete zum lieben Gott, dass sie ein langes, glückliches und unbeschwertes Leben haben möge.

**DANKE, MEIN SCHNECKCHEN!**

## SCHWER IST DER BERUF

Ein Leben nach der Bundeswehrzeit? Das konnte ich mir damals nicht vorstellen. Aber das Personalamt der Bundeswehr (neudeutsch: Human Resources Office) hat mich dann eines Besseren belehrt. Als ich den HR-Managern sagte, „ich würde gerne Berufssoldat werden“, hat man mir ein fast nicht auszuschlagendes Angebot unterbreitet:

„Gehen Sie erst einmal zurück an Bord, und dann sehen wir weiter.“

Tja, anstatt an Bord zu gehen, bin ich dann von Bord gegangen und habe bei der IT-Firma ADV/Orga F.A. Meyer AG „angeheuert“.

Für zwei Jahre, wie sich dann herausstellte. Nach zwei Jahren habe ich abgemustert. Der Firma ging es wirtschaftlich nicht so gut, und die Firmenleitung, genauer gesagt der Herr Friedrich August Meyer, hat sich entschlossen, einen hochgelobten und sehr erfolgreichen Firmensanierer an Bord zu holen. Und eines Tages, „nanu, wo iss er denn?“, war der feine Herr Firmensanierer über Nacht verschwunden und ward nimmer mehr gesehen. Der Firma ging es aber immer noch nicht besser, sodass ich beschloss, es dem Firmensanierer gleichzutun.

Zu diesem Zeitpunkt wusste ich noch nicht, dass ich eines Tages – Anno Domini 2017 – wieder in das Firmengebäude zurückkehren sollte. Im Jahr 2014 hat hier nach einigen Umbauten das Kinder- und Jugendhospiz „Joschuas Engelreich“ eröffnet.

> So arbeiten, als könnte man ewig leben. So leben, als müsste man täglich sterben.
> [Don Bosco - italienischer katholischer Priester und Ordensgründer]

Ich wechselte die Firma, bei der ich zwölf Jahre und zwei Monate blieb. Jobmäßig knüpfte ich bei meiner vorherigen Firma an, die Projekte waren Langläufer.

Personelle Änderungen haben mich A.D. 2002 dann dazu bewogen, abermals die Firma zu wechseln.

Ich folgte meinem damaligen Chef, der mir dann A.D. 2004 großes Vertrauen entgegenbrachte und mir die Leitung eines Projekts anvertraute. Das war der Beginn meiner Laufbahn als Projektmanager.

Ich wuchs mit meinen Aufgaben, lernte viel dazu, wurde selbstbewusster, und, ihr könnt euch sicherlich schon denken, was ich euch jetzt mitteilen möchte.

Das war die Geburtsstunde des **RAINER 3.0!**

Wie es weiterging, könnt ihr im Kapitel „Abrutsch in die Depression, Teil I" nachlesen. *[Die Spannung steigt...]*

# Enkelsohn No. 1

Eines Tages, im Januar 2014, kamen meine Tochter und Schwiegersohn zu meiner Frau und mir zu Besuch. Plötzlich zog Svenja ein Bild hervor – der Titel dieses Kapitel lässt es ja vermuten: Es ist ein Ultraschallbild und zeigt die erste Aufnahme unseres ersten Enkels!

Und was jetzt passierte, das mögen die wenigsten glauben: Anstatt mich über den Nachwuchs zu freuen, fiel ich erstmal innerlich zusammen. Für mich brach eine Welt zusammen! Ich, gerade einmal 53 Jahre jung, werde Opa ... ich kam mir plötzlich so alt vor! Und im Internet ist nachzulesen, dass Opa einen alten bzw. älteren Mann bezeichnet und dass Wort „Opa" umgangssprachlich auch oft scherzhaft oder abwertend gebraucht wird. Und das sollte ich jetzt von einem Augenblick auf den anderen sein???

Ich wollte die Kinder natürlich nicht enttäuschen, habe gelächelt und gratuliert.

Als feststand, was es denn werden wird, nämlich ein Junge, fragten meine Frau und ich: „Wie soll das Kind denn heißen?" Antwort: „Das verraten wir erst nach der Geburt, aber es wird ein Name werden, den man nicht abkürzen kann."

Aaaaah ja!

Der Geburtstermin wurde für den 3. Oktober berechnet. Die Schwangerschaft verlief problemlos – ich hatte mich bis dahin immer noch nicht mit dem Gedanken abfinden können, ein Opa zu sein – und der errechnete Geburtstermin verstrich. Es verging ein Tag, es verging noch ein Tag, es verging eine Woche. Ich sagte zu meiner Tochter: „Das Kind wird am 17.10. geboren!"

Warum 17.10.? Das ist der Geburtstag meiner geliebten Oma!

Weitere Tage langen Wartens – mit Ausnahme meiner Wenigkeit – gingen ins Land, bis dann doch eines Tages die Wehen einsetzten und Niklas das Licht der Welt erblickte. Verflixt, dieses Thema hatten wir doch schon! Natürlich erblickte Niklas bei seiner Geburt nicht das Licht der Welt ... ganz der Opa. Die Geburt geschah um 04:08 Uhr, und draußen war es noch stockdunkel.

So, und nun ratet mal, welchen Tag wir hatten? Richtig: es war der 17.10.!

> Wenn du ein Kind siehst, hast du Gott auf frischer Tat ertappt.
> *[Martin Luther]*

Ich war überglücklich über diesen Geburtstermin, werde ich ihn doch nie vergessen können. Ich war nicht nur überglücklich über den Geburtstermin, sondern auch darüber, endlich Opa geworden zu sein.

So, und jetzt noch zu *„Ein Name, den man nicht abkürzen kann"*. Von wegen! Der Herr Enkelsohn kam selber auf die Idee, seinen Namen abzukürzen: NIKA!

Und so nenne ich ihn heute noch, wenn ich ihn nicht gerade Krümelmonster rufe. Krümelmonster kennt ihr doch sicherlich noch, oder? Das blaue, Kekse verschlingendes und dabei umherkrümelndes Wesen aus der Sesamstraße müsste doch noch bekannt sein.

Heute liebe ich meinen Enkel über alles, bin stolzer Opa und bin gespannt auf das weitere Leben mit ihm.

# Abrutsch in die Depression, Teil I

> Ein Pessimist ist ein Mensch, der sich über schlechte Erfahrungen freut, weil sie ihm Recht geben!
> *[Heinz Rühmann]*

Eine lange, sehr dunkle Episode meines Lebens hatte den Anfang gefunden, als mein damaliger Arbeitgeber Ende 2012 beschloss, sich umzuorganisieren. Frage: Wann organisiert sich eine Firma um? Antwort: Wenn es auftragsmäßig etwas mau aussieht!

Was war geplant? Unsere bisher autark, in Selbstverantwortung arbeitende Geschäftseinheit in Wilhelmshaven sollte mit einer Geschäftseinheit aus der Unternehmenszentrale in Fürstenfeldbruck zusammengelegt werden, und zwar unter der Führung der Geschäftseinheit in der Unternehmenszentrale. Mein Chefchen wurde vom Leiter der Geschäftseinheit zum Projektmanager mit Personalverantwortung „degradiert" (und das hat auch bei ihm Spuren hinterlassen!).

Neuer Leiter der neu formierten Geschäftseinheit wurde Herr V. (wir Wilhelmshavener nannten ihn nur „Arsch A...". Und wir sollten Recht behalten mit dieser

Titulierung), im „vorherigen" Leben Pionier bei der Bundeswehr. Das soll jetzt keine Verunglimpfung der Pioniere sein, sie leisten sicherlich viel Pionierarbeit, aber schickt mal einen Pionier zur Marine oder zu einer maritimen Behörde. Was dem Pionier hier fehlt, ist der sogenannte „Stallgeruch". So war es dann auch, als sich „Arsch A..." bei „unseren" Kunden als neuer Leiter der Geschäftseinheit vorstellte. Und die Zusammenarbeit mit „Arsch A..." und seinen Mitarbeitern stellte sich dann auch als Fiasko dar. Es gab keine gemeinsame Vertrauensbasis, man misstraute sich gegenseitig. Und ich will an dieser Stelle auch ehrlich sein: Das eine oder andere Mal haben wir Ansinnen, Anfrage, etc. von „Arsch A..." auch boykottiert.

Mich beschlich ganz langsam und bedächtig ein komisches, kaum beschreibbares mulmiges Gefühl, welches sich in meiner Magengegend ausbreitete. Da war es nun:

**TRAUMA No. 3**

Später, als ich auf diese Zeit zurückblickte, wusste ich:

**Meine Depression war geboren!**

Pessimisten haben den Vorteil, dass sie seltener enttäuscht werden.
*[Robert Lembke]*

Ich sollte Recht behalten; das mulmige Gefühl war nicht umsonst da. Anfang 2014 war es dann soweit:

**THE REVENGE OF ASS A...!**

Aufgrund angeblich schlechter Auftragslage unserer Geschäftseinheit sollten alle Wilhelmshavener Mitarbeiter dauerhaft innerhalb der Firma versetzt werden. Dies war mit der Geschäftsführung und dem Betriebsrat vereinbart worden. Was für ein Schlag ins Kontor!

Beruflich ging es dann ja anschließend weiter. Ich habe einen ehemaligen Bekannten getroffen, der ein ähnliches Schicksal in seiner Firma erlitten hatte. Durch Beziehungen hat er bei der Firma INTEC Industrie-Technik GmbH & Co. KG angeheuert, die kürzlich ein Büro in Wilhelmshaven eröffnet hatte. Naja, und so kam es, dass für fast alle Wilhelmshavener Mitarbeiter dieses Büro ihr neues Zuhause wurde. Mein Chefchen hatte sich in seinen wohlverdienten Ruhestand verabschiedet, und ein weiterer Kollege hat sich in eine andere Richtung orientiert.

Später habe ich erfahren, dass „Arsch A..." und sein Vorgesetzter wohl nicht ganz im Sinne der Geschäftsführung gehandelt haben sollen; angeblich sind sie deshalb – wie auch immer – von der Geschäftsführung abgestraft worden.

Kürzlich hat die ESG wieder ein Büro in Wilhelmshaven eröffnet. So ist es im Magazin der ESG Elektroniksystem- und Logistik-GmbH III/2018 nachzulesen:

*NEUE ANLAUFSTELLE FÜR DIE MARINE*

*Die ESG in Wilhelmshaven*

*ESG DEFENCE + PUBLIC SECURITY baut das Leistungsangebot für Marinekunden zielgerichtet aus.*

*ESG DEFENCE + PUBLIC SECURITY baut das Leistungs-angebot für Marinekunden zielgerichtet aus. Anfang November eröffnete die ESG im Rahmen einer kleinen Feierstunde mit Gästen aus der Industrie, dem Bundesamt für Ausrüstung, Informationstechnik und Nutzung der Bundeswehr und der deutschen Marine ihren neuen Standort im Herzen Wilhelmshavens. Christoph Weber, Leiter ESG DEFENCE + PUBLIC SECURITY, unterstrich in seiner kurzen Begrüßungsrede die Bedeutung des künftig aus der Bunsenstraße 5 heraus agierenden*

*Teams für den strategischen Ausbau des Marinegeschäfts der ESG: „Wir bieten unseren zivilen Industriepartnern und unseren militärischen Kunden – der deutschen Marine – von hier aus zielgerichtet das gesamte Leistungsspektrum der ESG-Gruppe an. Hierzu zählen unter anderem Logistic Services, die Entwicklung und Integration von Missionsausstattung und -ausrüstung für bemannte und unbemannte fliegende Systeme der Marine, das Obsoleszenzmanagement oder die Unterstützung im Zusammenhang mit der Digitalisierung. Wir sind dort, wo der Kunde uns braucht, wo wir echten Mehrwert für die erfolgreiche Bewältigung der Herausforderungen unserer Kunden leisten können. Mit unseren auf die spezifischen Anforderungen ausgerichteten Lösungen, Services und Produkten können wir signifikant zu Effizienz und Effektivität in der Auftragserfüllung beitragen. Gemeinsam mit dem Team hier direkt am Ems-Jade-Kanal in Wilhelmshaven freue ich mich auf die künftige Zusammenarbeit und nachhaltigen Erfolg."*

Ich frage mich allen Ernstes, warum denn dann unser Büro im Jahr 2014 geschlossen wurde???

Wir hatten der Marine doch eine Anlaufstelle gegeben!

Wir hatten doch damals zielgerichtet das gesamte Leistungsspektrum der ESG-Gruppe angeboten!

Wir waren doch dort, wo uns der Kunde brauchte!

Wir waren doch dort, wo wir echten Mehrwert für die erfolgreiche Bewältigung der Herausforderungen unserer Kunden leisten konnten!

Wir konnten schon damals mit unseren Lösungen, Services und Produkten signifikant zu Effizienz und Effektivität in der Auftragserfüllung beitragen! *[Stopp, nicht ganz, denn Produkte waren ja damals „verboten“. Nach Vorgabe der damaligen Geschäftsführung war die ESG kein Produkthaus; es wurden lediglich produktähnliche Lösungen erstellt … Ahh ja!]*

**DANKE, ESG, DASS DU MEIN LEBEN FAST IN DEN RUIN GETRIEBEN HAST!**

Aber es gibt ja auch noch ein Leben neben dem Beruf. Aber war das besser? Lest selbst …

Was passierte mit mir?

Die Antriebslosigkeit wurde immer stärker.

Die Abkapselung von Familie und Freunden wurde immer stärker.

Der Gedanke, nicht mehr gebraucht zu werden, wurde immer stärker.

Mein neuer Freund, der Alkohol, wurde immer beliebter, wurde mein bester Kumpel.

*[Prost, Rainer, mit dir trinke ich immer noch am liebsten!]*

Die Resilienz[1] wurde kleiner, kleiner, kleiner, kleiner, kleiner ....

Die Vorstellung, einzuschlafen und nicht mehr aufzuwachen, wurde immer stärker.

*[Dann bist du an der Seite von deiner geliebten Oma und brauchst dich um diesen ganzen irdischen Sch… keine Sorgen mehr machen. Die Probleme sind von einem Moment auf den anderen weggeblasen …]*

Das alles hatte meine Einstellung zum Leben und auch mein Verhalten komplett

---

[1] psychische Widerstandskraft; Fähigkeit, schwierige Lebenssituationen ohne anhaltende Beeinträchtigung zu überstehen

verändert, was wiederum meine Frau zu der Aussage veranlasste:

## Du bist ein komischer Vogel geworden!

Die Folge war, dass ich am eigentlichen Leben nicht mehr teilnahm, weder beruflich noch privat. Meine Krankmeldungen häuften sich, und die Qualität meiner Arbeitsergebnisse ließ zu wünschen übrig. So habe ich von Tag zu Tag „gelebt" und mir immer wieder gesagt: „Du schaffst das schon! Streng dich an! Du hast Familie und somit Verantwortung! Reiß dich zusammen!"

Es begab sich kurze Zeit später, als Daniel und Sandra beschlossen hatten, sich am 27.08.2016 kirchlich trauen zu lassen. Am Abend vor der kirchlichen Trauung klingelte das Telefon zuhause, meine Schwester Kirsten war am anderen Ende der Leitung ... Vati ist gestorben!!! Da war es nun:

**TRAUMA No. 4!**

Und das ist der Anfang vom Ende, so dachte ich.

Wie es weiterging, lest Ihr im Kapitel „Der Weg in die Klapse".

# Flucht in den Alkohol

Um es mathematisch auszudrücken: Der Alkoholpegel stieg proportional zur Dauer der Depression.

Ergo bibamus

*Drum lasst uns trinken!*

*... Alkohol ist dein Sanitäter in der Not ...*

Das klingt jetzt nicht so dramatisch, war aber ein sehr dunkles Kapitel meines Daseins. So zwei bis drei Bier am Abend und dazu auch mal ein oder auch zwei Aquavit (zur Verdauung natürlich, versteht sich doch von selbst!) halfen schon, eine Art Leichtigkeit zu bekommen und so die Probleme in der depressiven Phase zu vergessen.

*... Ich hab' bloß meine Nerven massiert ...*

Und außerdem: Aquavit (lat. aqua vitae) bedeutet ja übersetzt „Wasser des Lebens". Was soll denn da bitte schön verkehrt sein, wenn man das „Wasser des Lebens" trinkt!

*... Vierzigprozentiges Gleichgewicht ...*

Nunc est Bibendum.

*Jetzt lasst uns trinken!*

Alkoholprobleme hatte ich damals ja so gar nicht ... ich hatte immer genug im Haus!

*... Alkohol ist dein Fallschirm und dein Rettungsboot ...*

Damit der steigende Alkoholkonsum zuhause nicht auffiel, hatte ich schnell ein paar Tricks auf Lager. Welche? Das gebe ich hier lieber nicht preis! Auf Feierlichkeiten war dies ja Gott sei Dank kein Problem. Da tranken ja (fast) alle Anwesenden Alkohol, und ich wäre eher aufgefallen, wenn ich keinen Alkohol getrunken hätte.

*... Alkohol ist das Dressing für deinen Kopfsalat ...*

Nach und nach verlor ich den Spaß an der Arbeit, wurde zusehends unkonzentrierter, und so kam es auch, dass ich öfter mal „blau“ gemacht habe ...Ach, was für ein schönes Wortspiel! Und wie ich das liebe!

> Es hat keinen Sinn, Sorgen im Alkohol ertränken zu wollen, denn Sorgen sind gute Schwimmer.
> *[Robert Musil]*

Aber immer nur ein bis zwei Tage, so dass ich keine Krankmeldung vorlegen musste.

*... Alkohol ist das Drahtseil der Sanitäter, auf dem du stehst ...*

Im August bahnte sich dann wieder eine große Feier an. Daniel und Sandra haben für den 27.08.2016 ihre kirchliche Hochzeit in Wilhelmshaven geplant. Was am Abend vorher passierte, habt Ihr ja bereits im vorherigen Kapitel gelesen. Und wie es weiterging, lest Ihr im nächsten Kapitel.

Das war der Tropfen, der das berühmte Fass zum Überlaufen brachte. Und ich meine hiermit kein Bierfass.

*... Alkohol ist das Schiff, mit dem du untergehst ...*

# Der Weg in die Klapse

Untertitel: „Neues aus der Psychiatrie"

Die Hochzeitsfeier hatte natürlich stattgefunden, denn es war ja viel zu spät, um jetzt noch alles abzusagen. Für mich bedeutete es aber eine riesige Kraftanstrengung, mich dem Anlass entsprechend zu geben und zu verhalten. Aber ich denke, ich habe das Ganze mit Bravour gemeistert.

Stellvertretend für den Brautvater, der sich noch von einer Kehlkopfoperation erholen musste, habe ich die Hochzeitsrede gehalten. Allerdings ging danach wieder das große Zittern los, wie ich es schon oft während meiner Depression erlebt habe; ich war kaum in der Lage, die Vorsuppe zu essen. Eine Suppe ist von Natur her nun mal flüssig, und jeder weiß, was passiert, wenn man versucht, flüssige Nahrung mit einem Löffel und zittrigen Händen zu sich zu nehmen ... Gott sei Dank gab es ja auch noch feste Speisen.

De profundis clamavi ad te, Domine

Aus den Abgründen habe ich zu Dir gerufen, Herr
[Beginn des Psalms 130]

Mein Zustand verschlechterte sich immer weiter. Ich konnte noch so viel strampeln, mich zog es immer tiefer in den Sumpf. Auch ein an den eigenen Haaren aus dem Sumpf Herausziehen war nicht möglich. Wer mich kennt, wird sich sicherlich fragen: An welchen Haaren hätte er sich denn auch aus dem Sumpf ziehen sollen?

Ich zog aus freien Stücken die Reißleine und vereinbarte einen Termin beim Hausarzt. Es war der 5. September 2016. Claus, mein langjähriger Bekannter und Hausarzt, wollte mir zunächst „Lustig-mach-Tabletten" verschreiben, aber ich war der Meinung, dass in meiner fortgeschrittenen Situation größere Geschütze hätten aufgefahren werden müssen. Gesagt, getan. Er vereinbarte einen Termin für mich in der hiesigen Psychiatrie, dem roten Haus mit den blauen Fensterrahmen.

Bereits zwei Tage später, man schrieb den 07.09.16, hatte ich ein Gespräch mit dem Chefarzt der Psychiatrie.

Eine Internetrecherche über seine Person hat übrigens zutage gebracht, dass der

Herr Professor ebenso wie ich sein Abitur in Münster absolviert hatte. Das sollte dann auch das Einzige sein, was wir gemeinsam haben ...

Nach dem Gespräch zeigte er mir noch sein „Haus" und sagte anschließend zu mir: „Sie können übermorgen schon herkommen."

MOOOOOOOMENT!

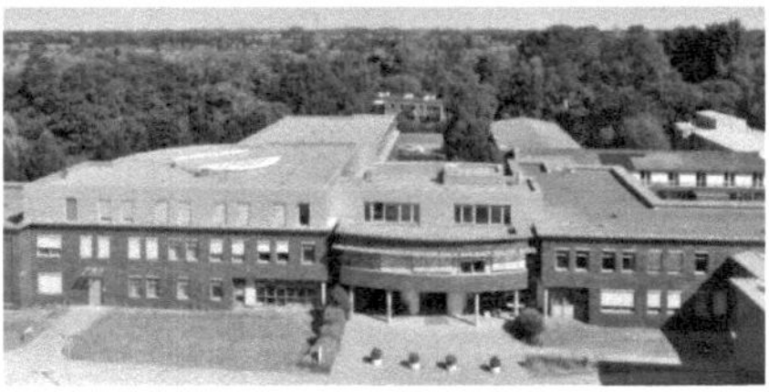

*[Bildquelle: www.klinikum-whv.de]*

Ich bat mir noch über das Wochenende Bedenkzeit aus, hatte mich aber bereits am Freitag – ich rede jetzt vom 09.09.16 – entschieden, die Therapie in dem roten Haus mit den blauen Fensterrahmen durchzuziehen. Somit hielt ich am 12.09.16 Einzug in eine für mich komplett neue Welt. Ich war gespannt, was mich hier erwarten würde und vor allem welchen „Figuren" mir hier über den Weg laufen würden.

Entsprechend hoch war dann auch mein Blutdruck bei der Eingangsuntersuchung.

Ich hatte mich schnell eingelebt und musste bald feststellen, dass es hinter den

Mauern doch nicht so irre zuging, wie ich es mir zuvor ausgemalt hatte. Ich schloss schnell Freundschaften, nahm mit Freude an den Therapien teil – ich hatte das große Glück, Teilnehmer des wöchentlichen Kochkurses zu sein – und merkte, dass mein Leben wieder Struktur bekam und die Lebensfreude zurückkam.

Auch der wöchentliche Literaturkreis bereitete mir sehr viel Freude, weil die Referentin mit sehr viel Herzblut dabei war und darüber hinaus Geschichten von Heinz Erhardt und Loriot gelesen wurden.

Dadurch kam ich auf die Idee, Loriot-Abende anzubieten, an denen ich Sketche von meiner Loriot-DVD-Sammlung zeigte; im Aufenthaltsraum gab es Fernseher und DVD-Player. Dies hatte großen Anklang gefunden, und ich konnte sehen, wie bei den Anwesenden alle Sorgen für einen Moment in Vergessenheit gerieten. Das war für mich ein schönes Gefühl, konnte ich doch ein klein wenig helfen.

Besuch bekam ich ausschließlich von der Familie, so hatte ich mich entschieden. Keine Freunde, keine Kollegen.

Den 18.09.16 habe ich ausnahmsweise „Freigang" bekommen, um an Marions Geburtstagsfeier teilhaben zu können. Als ich das Haus betrat, waren schon alle da:

Svenja, Oliver, Niklas, Daniel und Sandra. Und natürlich das Geburtstagskind. Daniel und Sandra hatte ich nach der Hochzeitsfeier zum ersten mal wiedergesehen, und ich bemerkte, dass sie unsicher waren im Umgang mit mir. Sie wussten nicht so recht, wie sie sich mir gegenüber verhalten sollten.

Bei der Kaffeetafel hatte ich urplötzlich ein komisches Gefühl. Ich kam mir vor wie in einem Film, alles um mich herum war auf einmal realitätsfremd, so, als wenn ich nicht dazugehören würde, sondern nur Zuschauer war. Nach einiger Zeit verging dieses Gefühl wieder und ich hatte eine schöne Zeit im Kreise meiner Familie, bis ich dann wieder hinter den Mauern des roten Hauses mit den blauen Fensterrahmen (s. Bild) verschwand.

Diese Mauern wurden im Laufe der Zeit wie eine Schutzmauer für mich, hinter der ich sorgloses Leben führte. Keine Ängste, keine Alltagssorgen, keine Verantwortungen. Herrlich!

Und so fiel es mir sehr schwer, als ich auf Anweisung der Ärzte ausziehen sollte, um mich mit meinen Arbeitskollegen auf ein Pläuschchen zu treffen, sozusagen als Vorbereitung für die Wiedereingliederung. Am verabredeten Tag war mir so richtig mulmig in der Magengegend, und meine Knie zitterten. Ich fuhr mit dem Bus ins Büro, und schon auf der Hinfahrt freute ich mich schon auf die Rückfahrt, heim in die Komfortzone. Lieber Gott, lass das Treffen bitte schnell vorübergehen.

Ich wurde herzlich aufgenommen, wobei ich sichtliche Erleichterung verspürte. Aber den Kollegen ging es nicht anders als Daniel und Sandra: Wie sollten sie denn nun mit dem komischen Vogel umgehen? Ich hatte Informationsmaterial aus der Psychiatrie mitgenommen, das von meinen Kollegen eifrig studiert wurde. Die Freude war dennoch groß bei mir, als ich den Bus zurück zu dem roten Haus mit den blauen Fensterrahmen nahm. Dort angekommen, fühlte ich mich sofort wieder heimisch und geborgen. Puuuh, dieser Gang, der mir vorkam wie der Gang nach Canossa[2], war jetzt Geschichte.

Ich hatte noch sehr viele schöne Stunden in der Psychiatrie verlebt, und die Zeit wäre sicherlich noch ein klein wenig schöner gewesen, wäre dort nicht der Chefarzt gewesen, eine Person, der man (zumindest ich)

---

[2] Als Gang nach Canossa bezeichnet man den Bitt- und Bußgang König Heinrichs IV. von Dezember 1076 bis Januar 1077 zu Papst Gregor VII. zur Burg Canossa.

nie seine tiefgreifenden Probleme mitteilen würde, eine Person, die an Arroganz und Ignoranz kaum noch zu überbieten ist. Der feine Herr Professor hielt es nicht für nötig, seine Patienten zu grüßen, wenn man ihnen auf den Gängen begegnete. Alle meine Mitpatienten und ich hatten das Gefühl, wir seien Luft gewesen. Anders konnten wir uns nicht erklären, warum uns der Herr Professor nicht bemerkte. Oder … Moment mal … jetzt fällt es mir wie Schuppen aus den Haaren: Der feine Herr Professor war ja zu der Zeit einzig und allein mit dem Bau seiner neuen Privatstation beschäftigt. Das erklärt natürlich alles! In diesem Fall hat man ja keine Zeit für die Patienten, man muss sich als Bauherr ja intensivst mit dem Neubau auseinandersetzen. Da gibt es sicherlich eine Menge zu regeln, viele Gespräche mit dem Architekten zu führen, die Erstellung der Bauzeichnung zu überwachen, und … und … und …

Ein einziges Mal habe ich es dennoch erlebt, dass der Herr Professor mich von sich aus gegrüßt hatte, als wir uns im Gang zu den Zimmern begegneten. Es ist ein Wunder geschehen!, dachte ich, musste aber später feststellen, dass dies ein einmaliger Akt war. Dieses Wunder hatte sich bis zu meiner „Abmusterung" nicht wiederholt.

Neues aus der Psychiatrie, Teil 1:

In unregelmäßigen Abständen ließ uns der Herr Professor – wahrscheinlich waren das die Zeiten, in denen er mal nicht dem Bau seiner neuen Privatstation beschäftigt war – „antreten zum Rapport". In Einzelgesprächen fragte er – umringt von seinen Oberärzten – wie es einem denn so ginge … *RING*[3]

So geschah es eines Tages, dass der Herr Professor zum Morgenappell rief. Ich war an der Reihe, nahm im Besprechungszimmer Platz, mir gegenüber saß der Herr Professor umringt von seinen stehenden Oberärzten. Er: „Wie war Ihr Start in den Tag?" Ich: „Sehr gut!" Er: „Danke. Auf Wiedersehen." … *RING*

---

[3] Hierbei handelt es sich um das typische Geräusch veralteter Registrierkassen, wie sie z. B. in den Tante-Emma-Läden stand – also die gute alte Kaufladen-Kasse, wenn die Kassiererin die Kasse geöffnet hatte. Und: Wer kennt ihn nicht den Song „Money" von Pink Floyd? Der fängt auch mit diesem Registrierkassen-Sound an. *RING* steht hier stellvertretend für das Fließen der Gelder eingenommen durch GOÄ (Gebührenordnung für Ärzte) auf das Konto des Herrn Professors.

Aegroto, dum anima est, spes est.

Für den Kranken besteht Hoffnung, solange er atmet.
*[Cicero]*

Nach diesem Gespräch ging es mir plötzlich und unerwartet deutlich besser, alle Sorgen waren auf einmal vergessen, die Welt war schön …

Neues aus der Psychiatrie, Teil 2:

Parallel zu den Therapien „päppelte“ Frau B., ihres Zeichens meine zugeteilte Psychologin, den komischen Vogel auf. Die Gespräche mit Frau B. waren sehr intensiv, haben mich zum Nachdenken (Grübeln ade!) gebracht und mich darüber hinaus dazu gebracht, die Antworten auf meine Fragen selbst geben zu können.

Einen Rat von ihr bezüglich meiner Zukunftsängste werde ich nie vergessen und befolge ihn auch heute noch:

„Sie sollten nicht mehr so viele Nachrichten sehen oder lesen.“

Gesagt, getan. Ich darf kurz vorgreifen: Es hat gewirkt und es wirkt auch heute noch!

Das war allerdings nicht der einzige Rat, den sie mir mit auf meinen zukünftigen

Weg gegeben hat. Aufgrund meiner sehr emotionalen Einstellung bedürftiger Menschen gegenüber hat sie mir von einer ehrenamtlichen Tätigkeit im Kinder- und Jugendhospiz, von der ich schon länger geträumt hatte, dringendst abgeraten. Lest selber, wie es in dieser Hinsicht mit mir weiterging.

Am 11.11.2016 (nein, das ist kein Scherz, und ich hatte auch keine Pappnase auf, ich meine tatsächlich den 11. November 2016) war es dann soweit: Nach einem für mich schier endlosen Warten auf die Papiere wurde ich aus der Haft ... äh ... Entschuldigung ... aus der Psychiatrie entlassen. Der stationäre Aufenthalt war nun Geschichte.

Das war die Geburtsstunde von **RAINER 4.0**!

# Der 17.01.17

Die Mathematiker unter euch haben es sicherlich gleich errechnet. Ich rede von der Quersumme des Datums 17.01.17, die wiederum die Zahl 17 ergibt. Für mich eine magisch gewordenen Zahl.

Ach so, für die nicht so Mathematik-Affinen unter euch: Eine Quersumme errechnet sich aus der Summe der einzelnen Ziffern. Im Fall 170117 wäre das 1+7+0+1+1+7. Das ergibt nach Adam Riese 17.

Was geschah an diesem 17.01.17? Nun, ich will es euch berichten. Am 17.01.17 ist mir „mein Engel" erschienen. Nein, ich war nicht ohnmächtig oder ins Koma gefallen, obwohl … eine Art von Ohnmacht mich schon ergriffen hatte.

Gegen den Rat meiner Psychologin Frau B., ich erwähnte es bereits, hatte ich mich dazu entschieden, mich doch im Kinder- und Jugendhospiz „Joshuas Engelreich" ehrenamtlich zu betätigen.

Zukünftige Ehrenamtliche besuchen vor Aufnahme ihrer Tätigkeit einen entsprechenden Vorbereitungskurs. Und genau dieser begann für mich und weiteren „Anwärtern" am besagten 17.01.17. Ich hatte mir einen Platz im Versammlungsraum ausgesucht und mich bereits gesetzt, da kam SIE durch die Tür, deren Name ich nicht nennen möchte. Deshalb nenne ich sie zärtlich: ***Mein Engel***.

Während der Vorstellungsrunde hörte ich dann bei „meinem Engel" besonders hin. Aha! 51 Jahre jung, von Beruf Krankenschwester, drei Kinder. Und noch was? Nö! Das war's. Bis zu diesem Zeitpunkt. Was dann noch hinterherkam, sollte ich später schmerzlich erfahren.

Als es dann um die erste Gruppenarbeit ging und stand „mein Engel" hilflos da, was in mir sofort meinen Beschützerinstinkt aufkommen ließ; ich hatte das Gefühl, sie unter meinen "Schutzschirm" zu nehmen. Ich bin also auf sie zugegangen und habe sie gefragt, ob wir nicht gemeinsam diese Gruppenarbeit in Angriff nehmen wollen. „Mein Engel" hat sofort JA gesagt.

Auch später, als es hieß, wir sollten ab Ostern mit einem Partner in die Praxis der Hospizarbeit eintauchen, habe ich (natürlich) „meinen Engel" gefragt, ob nicht wir beide als Team das machen würden. Auch hier hat sie wieder JA gesagt.

Es hat mir sehr viel Freude bereitet, mit „meinem Engel" während unserer gemein-

> Ein Flirt ist wie eine Tablette: Niemand kann die Nebenwirkungen genau vorhersagen.
> *[Cathérine Deneuve]*

samen Dienste zu flirten, was „mein Engel" auch wahrgenommen hat. „Hui!"

Im Laufe unserer gemeinsamen Dienste habe ich sie immer besser kennengelernt. Dabei habe ich auch feststellen müssen, dass ihr Leben von Hektik geprägt war und sie ständig nach der Uhrzeit leben musste. Und glücklich erschien sie mir auch nicht … erscheint sie mir auch heute nicht. Aber das will „mein Engel" nicht zugeben.

Und, aufgepasst: Ich durfte im Laufe der Zeit erfreulicherweise feststellen, dass „mein Engel" auch eine perfekte und aufmerksame Zuhörerin ist! Von welcher Frau kann man das heute noch behaupten?!

**Ich danke dir ewig dafür, „mein Engel"!**

In mir kam das Verlangen auf, „meinen Engel" wieder mal glücklich zu sehen und ihr ein paar glückliche Stunden zu bereiten … I want to make you happier! Ich wollte ihr das Gefühl geben, begehrenswert zu sein, liebenswert zu sein, ihr Achtung und Respekt zollen. Und – ganz ehrlich gesagt – das brauchte ich gar nicht spielen, da

„mein Engel" in meinen Augen begehrenswert und liebenswert ist! Auch heute noch … vielleicht für immerdar …

> Die meisten Menschen geben vor und glauben selbst daran, dass sie glücklich sind, denn wenn man unglücklich ist, ist man ein Misserfolg.
> *[Erich Fromm]*

Uns so kam es, wie es kommen musste: Ich habe mich über beide Ohren in „meinen Engel" verliebt.

Amor hat gezielt und getroffen. Alter schützt vor Liebe nicht; Liebe aber vor dem Alter.

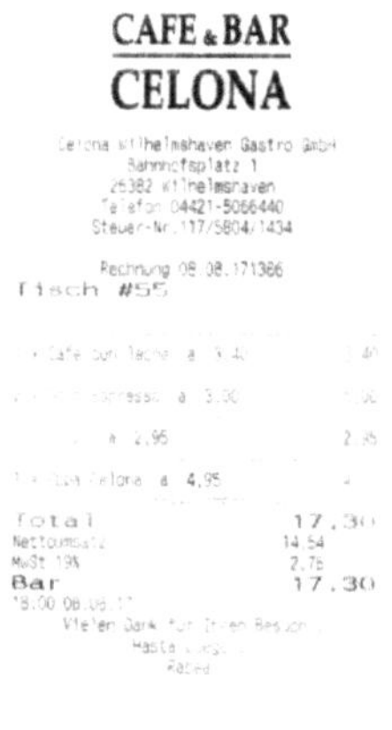
CAFE & BAR
CELONA
Celona Wilhelmshaven Gastro GmbH
Bahnhofsplatz 1
26382 Wilhelmshaven
Telefon 04421-5066440
Steuer-Nr. 117/5804/1434
Rechnung 08.08.171366
Tisch #55
Total 17,30
Nettoumsatz 14,54
MwSt 19% 2,76
Bar 17,30

Da ich seit der Version 4.0 meinen Gefühlen Ausdruck verleihe, habe ich „meinem Engel" in einem Kaffee meine Liebe zu ihr gestanden.

Und nun kam, womit ich niemals gerechnet hatte. Ihre Antwort: „Ach, das geht doch aber nicht. Ich bin doch verheiratet."

*[kleine Denkpause]*

Wir hatten bis zu diesem Zeitpunkt schon etliche Stunden im Rahmen des Vorbereitungskurses verbracht, und wir hatten bis

> Wer eine unglückliche Liebe in Alkohol ertränken möchte, handelt töricht. Denn Alkohol konserviert.
> *[Max Dauthendey, deutscher Dichter und Maler]*

zu diesem Zeitpunkt schon einige gemeinsame Dienste im Hospiz übernommen, aber bis zu diesem Zeitpunkt hat „mein Engel" nicht mit einer Silbe erwähnt, dass sie verheiratet sei. Ich war bis zu diesem Zeitpunkt davon ausgegangen, dass sie geschieden sei oder ihr Mann verstorben sei. Darüber hinaus trug „mein Engel" auch keinen Ring. „Als Krankenschwester ist es mir nicht erlaubt, während des Dienstes Ringe zu tragen.", war ihre Antwort. „Und in der Freizeit trage ich auch keine Ringe."

**Das war wieder einer der Momente, an dem ich dachte, die Zeit würde stehen bleiben!**

Nun ist es ja nicht so, dass man das Gefühl der Liebe einfach abschalten kann.

Ich machte, d. h., ich mache es auch heute noch, ihr kleine Geschenke, die ich von meinen Dienstreise mitbrachte oder wenn Feiertage wie Ostern und Weihnachten anstanden oder wenn „mein Engel" Geburtstag hatte. Das Gefühl des Schenkens war ein sehr schönes Gefühl, da ich wusste, ihr hiermit eine Freude zu bereiten und da es mich antrieb, wieder kreativ, geistreich und originell zu denken. Denn wer schenkt seiner großen Liebe denn schon einfallslose Geschenke? Ihr bezauberndes Lächeln war dann auch jedes Mal Dank genug für mich. Ach, dieses bezaubernde Lächeln ...

> Nec concupisces uxorem proximi tui.
>
> Du sollst nicht begehren deines nächsten Weib [Neuntes Gebot]

So ging die Zeit ins Land, meine Liebe wurde stärker, und ich fühlte, wie sie diese Zuneigung auch teilweise genoss.

Mir war aber leider unklar, welche wahren Gefühle sie denn nun hegte, was ihre Absichten sein würden, wie sie sich ihr zukünftiges leben vorstellte. Und diese Last der Unklarheit wurde immer größer und größer und größer.

Wie die Geschichte weiterging, könnt ihr in den Kapiteln „Abrutsch in die Depression, Teil II" und „Der 10.02.19". lesen.

# SYLTER TREPPENSTURZ

Es war einmal ... in meiner alten Heimat in Westerland auf Sylt. Es begab sich in den Iden des Mai 2017, dass ich mich – zunächst mit meiner Frau – per Bahn auf den Weg nach Westerland machte, um dort eine Woche lang die Seele baumeln zu lassen und neue Kraft zu tanken.

Apropos meine Frau: Wir hatten uns vor der Fahrt nach Westerland wieder mal gestritten, und eigentlich wollte ich alleine nach Westerland fahren. Aber bis zur Abfahrt hatten sich die Wogen wieder geglättet und wir sind dann doch gemeinsam mit der Bahn nach Westerland gefahren. Die Reise verlief den Umständen entsprechend, was mich anschließend veranlasst hatte, Herrn Dr. Lutz (Vorstandsvorsitzender der Deutschen Bahn) einen entsprechenden Brief zu schreiben. Es folgte eine entsprechende Entschuldigung seitens der Bahn inklusive eines Fahrkartengutscheins in Höhe von 25 EUR. *[Geizhals! Dr. Grube war da aber wesentlich spendierfreudiger: Wir hatten schon einmal zuvor Probleme nach einem Urlaub mit der Bahn nach Hause zu kommen, was mich ebenfalls veranlasste, Dr. Grube, dem vorherigen Vorstandsvorsitzenden der Deutschen Bahn, einen Brief zu schrieben. Von ihm hatte ich einen Gutschein in Höhe von 50 Euro erhalten.]*

Lange Rede, kurzer Sinn. Ich fühlte innerlich, dass es mir nicht recht war, dass meine Frau mit nach Westerland kam; ich hatte mich schon auf einen erholsamen Urlaub alleine eingestellt.

Die ersten Tage verliefen trotzdem problemlos, und wir hatten auch viel Spaß. Trotzdem habe ich Marion subtil spüren lassen, dass ich doch lieber alleine wäre. Das Ende vom Lied war, dass sie vorzeitig abgereist war und mir zuvor noch ein schönes neues Leben gewünscht hatte. Das ging mir ehrlich gesagt ganz schön nah, und irgendwie tat mir Marion auch richtig leid. Alles hatte doch so gut angefangen, und nun das ...

Diesem Umstand sowie dem Umstand, dass „mein" Hamburger Sportverein am letzten Spieltag durch ein 2:1 gegen Wolfsburg den Klassenerhalt geschafft hatte, hatte ich es zu verdanken, sowohl den Frust als auch die Freude zu „begießen".

*Im Himmel gibt's kein Bier, d'rum tinken wir es hier.*

Auf frisch gezapftem Jever Pils in der Fußgängerzone folgte dann der Marsch zum nächsten Irish Pub. *[Der war übrigens vom Balkon meiner Ferienwohnung zu sehen.]*

Tolle Musik, nette Unterhaltung bis ... die Blase mal wieder drückte. Ich bin dann fröhlich pfeifend die Treppe zur Toilette hinunter, am Treppengeländer festhalten braucht man sich ja nicht, man ist ja jung und munter ...

... ich bin dann auf einer Stufe ausgerutscht und bin die Treppe hinuntergestürzt.

**DUNKEL. AUS. TIEFE OHNMACHT.**

Ich wachte aus meiner Ohnmacht auf, als ich den Notarzt sagen hörte: „Er kommt wieder zu sich."

Naja, dann folgte das übliche: ab auf die Trage, rein in den Rettungswagen, ab zum Krankenhaus, Kopfwunde nähen, ab ins Zimmer.

Am nächsten Tag fühlte ich mich schon wieder fit, sodass ich beschloss, gegen den Rat der Ärzte das Krankenhaus zu verlassen. Es war ein herrlicher Sommertag, blauer Himmel, Sonnenschein, und ich bin zu Fuß zurück zu meiner Ferienwohnung gegangen und habe die restlichen Tage auf der Insel Sylt genossen.

Ich habe dann noch die Kirche, in der ich im Oktober 1966 getauft wurde, besucht, ein stilles Gespräch mit dem Herrgott gehabt und mich mit einer Spende in die Kirchenspendendose für meine Rettung bedankt.

Dass ich diesen Sturz überlebt habe, habe ich sicherlich meiner verstorbenen Oma zu verdanken, die meiner Meinung nach schützend ihre Hand über mein Leben gehalten hat. Dieses Ereignis hat mich noch spiritueller werden lassen, was wiederum ein Update meiner Person nach sich zog.

Ab diesem Zeitpunkt war **RAINER 4.1** die aktuelle Version.

Was ich zu diesem Zeitpunkt allerdings noch nicht wusste, war, dass ich mir das eine oder andere Mal in Zukunft noch wünschen werde, bloß nicht aus dieser Bewusstlosigkeit jemals wieder aufgewacht worden zu sein ...

# Abrutsch in die Depression, Teil II

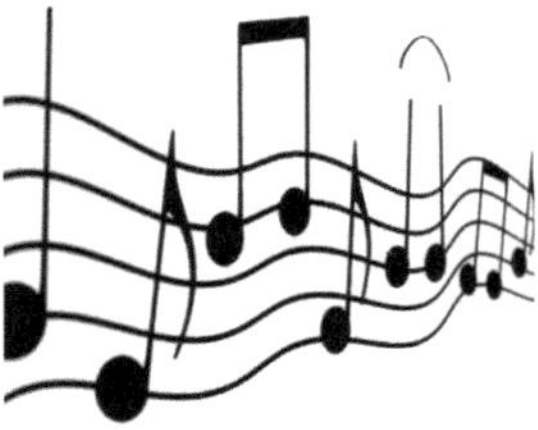

„Ich glaub' es geht schon wieder los

Das darf doch wohl nicht wahr sein

Dass man so

total den Halt verliert!"

Trotz des überwältigenden Gefühls verliebt zu sein und trotz psychiatrischer Behandlung, von der ich im Kapitel „Neulich beim Psychiater" berichte, bin ich abermals in den besagten Sumpf geraten, aus dem es so schnell kein Entrinnen gab.

Einmal nicht aufgepasst, danebengetreten und abgerutscht … *afglitscht*, wie es auf Plattdeutsch heißt.

Wir schreiben das Jahr 2017.

Zu Beginn des Jahres hatte ich zwei kleinere Projekte geleitet, zwei größere Angebote geschrieben, die beide verloren wurden, und ich hatte einige Initiativen u. a. in Südkorea und Bangladesch angeschoben. Nebenbei hatte ich einige Präsentationen neu erstellt bzw. überarbeitet, da die INTEC ja über keine Marketingabteilung verfügt, die sie für ihr bisheriges Geschäft, der Arbeitnehmerüberlassung, auch nicht benötigte. Jedes Mal, wenn ich meinen Chef auf die fehlenden bzw. mangelhaften Marketingunterlagen für unseren Geschäftsbereich aufmerksam machte, bekam ich immer nur folgenden Satz zu hören:

*„Wir müssen erst Geld einnehmen, bevor wir Geld ausgeben!"*

Dieser Satz klingt mir heute noch in den Ohren.

Nein, Chef, wenn wir einen neuen Geschäftsbereich aufbauen wollen, dann müssen wir zunächst Geld in die Hand nehmen, um diesen Geschäftsbereich bekannt zu machen und sein Know-how und Portfolio den (potenziellen) Kunden zu präsentieren.

Da ich ja nun dringend diese Marketingunterlagen für die angeschobenen Initiativen benötigte, habe ich sie kurzerhand selber erstellt (und bis heute stetig aufdatiert!). Das bedeutete zusätzlichen Aufwand neben meinen eigentlichen Aufgaben.

Weder habe ich dafür Dank, Lob oder aber irgendwelche Art von Kritik erhalten; und dies gilt für alle meine Arbeiten! Ich wusste also nicht, wo ich stand. Habe ich alles richtig gemacht? Ist etwas falsch gelaufen? Ich wusste es nicht, und schon wieder waren da Unklarheiten ...

Darüber hinaus verhielt sich meine Frau – ich greife jetzt einmal vor, wie mein Psychiater es nannte – „fordernd".

Wir müssen jetzt hierhin ...

Wir müssen jetzt jenes machen ...

Du solltest ...

Du musst noch ... etc.

Dabei wollte ich nur so sitzen ... *frei nach Loriot „Der Feierabend*".

Ende Mai waren dann wieder die ersten Anzeichen da; die ersten kleineren Krankschreibungen erfolgten.

Es kam die Urlaubszeit (Sommerferien), in der ich zum Teil alleine im Büro war, da alle Kolleginnen und Kollegen im Urlaub waren. Die Folge war, dass ich zum größten Teil deren Arbeit mit übernommen habe. Zwar ungewollt, aber immer im Sinne der Kunden. Dies hat im Nachhinein auch Spuren bei mir hinterlassen. Letztes Jahr hatte ich ja auch schon gleiches erlebt!

Ich habe zu einem späteren Zeitpunkt dann auch rebelliert und meinem Niederlassungsleiter mitgeteilt, dass ich so etwas nicht noch einmal mitmachen würde. Ansonsten würde ich ebenfalls meinen Urlaub nehmen, wenn alle anderen Kollegen auch im Urlaub sind.

Dienstreisen führten mich u. a. im Juni nach Südkorea und im Juli nach Bangladesch. Neben der Arbeit habe ich viel über Land und Leute gelernt.

**War das doch eine willkommene Abwechslung zum sonstigen tristen und öden Büroalltag!**

Zurück von den Dienstreisen war ich kurze Zeit später wieder krank. Die „üblichen 1-2-Tage-Krankheiten" ...

Und Ende September war es dann endgültig soweit, meine „Batterie" war leer. Insgesamt war ich sieben Wochen am Stück krankgeschrieben, nachdem ich mich zuvor mit einer Woche Überstundenabbau versucht hatte, über Wasser zu halten.

In den Zeitraum meiner Krankschreibung – Anfang Oktober – fiel der gemeinsame Urlaub mit meiner Frau. Ich sah mich nicht in der Lage, diesen Urlaub anzutreten, und bin zuhause geblieben. Sehr zum Missfallen meiner Frau. Ihre Aussage: „Man kann sich heutzutage während einer Krankheit vorzeitig gesundschreiben lassen!"

„Ja, kann man, muss man aber nicht!" Und schon gar nicht, wenn es der Gesundheitszustand nicht zulässt.

Sie ist dann ohne mich nach Malta geflogen.

Nach ihrer Rückkehr ließ sie mich ihr Missfallen auch spüren, und ich spürte, welchen Stress dies in mir auslöste. Mir ging es in dieser Zeit richtig mies. Und dies wiederum ließ ich meine Frau spüren.

Wir einigten uns dann schließlich auf die Trennung.

Im November 2017 ist meine Frau dann ausgezogen und hatte eine Wohnung in der Müllerstraße in Wilhelmshaven bezogen.

Ich fing an, in meinem Haus auszumisten. Ausmisten bedeutete für mich, klare Strukturen zu schaffen und Überflüssiges zu entfernen. Jetzt fragt ihr euch sicherlich, was denn in meinen Augen „Überflüssiges" sei. Nun, ich kann es euch sagen: Es sind Staubfänger, sei es an der Wand hängend, im Regal oder auf dem Fußboden stehend oder aber von der Decke hängend. Also alles Gegenstände, die kein Mensch braucht und die die Verantwortung trugen, dass meine Frau lange Zeit mit dem Staubwischen verbringen musste; man musste diese Dinger ja erstmal beiseiteschaffen, um da drunter, daneben, etc. Staub zu wischen.

Ich hatte diese Dinge sowie Möbelstücke, die nicht mehr in mein farbliches Konzept passten, über ebay verschenkt. Die Reaktion darauf war ein regelrechter Shitstorm; ich kam mit der Beantwortung der E-Mails nicht mehr hinterher. Eine Person hat sich sogar bei mir beschwert, nur weil ich nicht innerhalb einiger Stunden geantwortet hatte. *[Wie denn auch, bei der Menge an Anfragen???]*

So, der Plunder war also raus. An neuen Sachen hatte ich mir im Wesentlichen ein Sofa, Badezimmermöbel, Wandtattoos sowie Bilder für die Küche und den Hauswirtschaftsraum sowie neue Teppichläufer zugelegt. Mein Farbkonzept? Ich setze (und setze auch heute noch) viel auf frische Farben, wobei Türkis dominiert. Türkis erinnert mich immer an die schönen Bilder von (türkis-)blauem Meer mit weißen Sandstränden und Palmen, Urlaubsfeeling eben. Und so habe ich mir zuhause meine Wohlfühloase geschaffen, in der ich mich auch heute noch wohlfühle.

Mir ging es von Tag zu Tag besser und besser und ich fühlte, wie Lebensmut (Unternehmungslust und Optimismus) in meinen Körper zurückkehrte.

**Willkommen zurück im Leben, lieber Rainer!**

Aber war die Krise jetzt wirklich überstanden? Oder gibt es vielleicht eine Fortsetzung?

# NEULICH BEIM PSYCHIATER

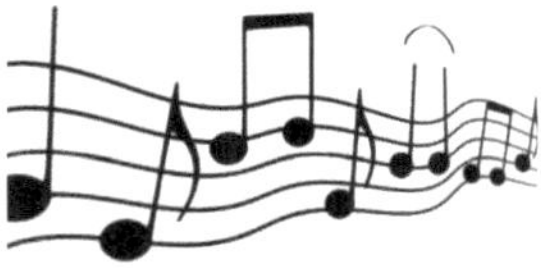

„Oh, Du Fröhliche“, kommt mir spontan in den Sinn.

Als ich die ambulante Therapie in dem roten Haus mit den blauen Fensterrahmen beendet hatte, riet man mir, weiterhin in psychiatrischer Behandlung zu bleiben. Es wurde mir ein Psychiater empfohlen. „Ah ja“, dachte ich mir, “Der macht seinem Namen hoffentlich alle Ehre.“ Ich sollte eines Besseren belehrt werden; so viel sei schon mal vorweg gesagt.

Die Kernaussage, die ich mitgenommen habe, ist folgende:

*Was einem arg im Leben zusetzen kann, sind Unklarheiten. Man soll in seinem Leben immer für Klarheiten schaffen.*

Diese Aussage verinnerlicht, habe ich Tage (vielleicht Wochen?) damit zugebracht, über eine meine derzeitigen Unklarheiten nachzudenken: meine Ehe! Mein Psychiater hat mir dann auch sinnbildlich die Pistole auf die Brust gesetzt. „Wenn Sie jetzt keine Entscheidung treffen, werden Sie nie aus

Ihrer depressiven Phase herauskommen!“, waren seine Worte.

**Was tun, sprach Zeus, die Götter sind besoffen und bekotzen den Olymp.**

Dieser Spruch, der völlige Ratlosigkeit ausdrückt, traf zu 100 Prozent auf mich zu. Wie soll ich mich nach 33 Jahren Ehe entscheiden?

Nach langer und reiflicher Überlegung habe ich mich für die Variante entschieden, die MIR meiner Meinung nach gut tun wird.

Meine Entscheidung fiel auf Trennung.

„Unklarheit beseitigt“, dachte ich mir. „Heute Nachmittag sprichst du mit deiner Frau, und dann ist alles gut.“

Das Ende vom Lied war: Meine Frau hat mich rausgeschmissen, und ich habe zuhause Rotz und Wasser geheult. Immer wieder habe ich meine Entscheidung infrage gestellt, gedacht, was machst du eigentlich?

Ich sage nur eines: 33 (in Worten: Dreiunddreißig) Jahre Ehe vergisst man nicht mal eben so von einem Augenblick auf den anderen ...

Die letzten beiden Sitzungen waren für mich richtungsweisend. Ich will euch erzählen, warum dies so war.

In der vorletzten Sitzung sprachen wir, d.h. mein Psychiater fragte, ich antwortete, er tippte gleich alles in seinen Computer ein (also wie gehabt!), bis er auf einmal zu mir sagte: „Danke und tschüss. Tschüss, tschüss." Ich dachte: „Hey Doc! Ich habe doch noch Redebedarf! Warum schmeißt du mich jetzt raus?" Im selben Moment wurde mir aber auch klar, dass sich im Warteraum ja die nächsten Patienten stapeln und auf ihren Termin warten. Also ging ich, wie mir geheißen wurde. An der Rezeption habe ich den nächsten Termin vereinbart.

„Wann können Sie denn?" „Am liebsten gleich morgens, den ersten Termin um 8 Uhr, weil ich ja auch noch arbeiten muss". „OK, dann kommen Sie doch bitte am … um 8 Uhr." „Danke, Auf Wiedersehen."

Zu besagtem Termin war ich pünktlich kurz vor 8 Uhr in der Praxis. „Nehmen Sie noch eben Platz."

Wie ich diesen Satz **HASSE**!!!

Ich tat, wie mir gesagt wurde. Das Wartezimmer wurde voller und voller. Meine Geduld hielt bis 8:30 Uhr. Ich ging zur Anmeldung und fragte nach dem Grund der Verzögerung. So, und nun bitte festhalten:

„Der Herr Doktor ist soeben in die Praxis gekommen. Ich kann aber eben nachfragen, ob Sie jetzt sofort als Erster drankommen können"

*kleine Denkpause für alle ...*

Ja, ihr habt richtig gehört, der feine Herr war soeben um 8:30 Uhr in die Praxis gekommen. Und die nette Dame vom Empfang, die nun wirklich nichts dafür kann, wollte netterweise nachfragen, ob ich denn gleich als Erster in die Sprechstunde kann.

Wieso vergebe ich Termine für 8 Uhr, wenn ich gedenke, erst um 8:30 Uhr in die Praxis zu kommen???

Und wieso muss erst nachgefragt werden, ob der Patient, der sowieso den ersten Termin hat, gleich als Erster in die Sprechstunde kann???

Ihr könnt euch sicherlich denken, wie ich reagiert habe ... Richtig: Ich habe den Termin natürlich nicht mehr wahrgenommen, und zwar mit der Begründung, dass ich auf der Arbeit erwartet werde.

Das Einzige, was anschließend noch kam, war die Rechnung. Kein Anruf („Wie geht's?" „Wollen wir einen neuen Termin vereinbaren?") und kein Wort der Entschuldigung!

Das war's dann für mich. Psychiater ade.

Ich erinnerte mich, dass der Schwager meines Eidams (veraltete Bezeichnung für Schwiegersohn; ich liebe es, alte Sprachelemente zu benutzen), in ähnlicher Lage wie ich, sich Hilfe bei einer Psychologin gesucht hatte. „Lieber Eidam, frage doch bitte mal deinen Schwager, bei wem er in Behandlung ist und ob es ihm hilft."

„M. geht zur Praxis Herrmann-Niemeyer in Varel. Praxis für Kurzzeittherapie & psychosoziale Beratung. Kannst du im Internet finden."

Wie es weiterging, lest ihr im Kapitel „Kurzzeittherapie".

# DIE GESCHICHTE DER O.

Anmerkung: Dieses Kapitel hat nichts mit dem gleichnamigen Roman sowie dem gleichnamigen Film zu tun. Denjenigen, die jetzt damit nichts anfangen können, sei angeraten, sich unter

www.de.wikipedia.org/wiki/Geschichte_der_O

bzw.

www.de.wikipedia.org/wiki/Die_Geschichte_der_O

zu informieren.

Es ist ja nicht so, dass ich nicht versucht habe, gegen meine Liebe zu „meinem Engel“ anzukämpfen, da mir im Prinzip schon klar geworden war, dass diese Liebe keine Zukunft hat. Nein, im Gegenteil, ich hatte mich einmal tatsächlich dazu hinreißen lassen, auf eine Anzeige zu antworten, welche in der „Neuen Rundschau“, ein Wilhelmshavener Werbemagazin, am 19.09.2018 unter der Rubrik „Herzenswünsche“ erschien. Die Anzeige lautete wie folgt.

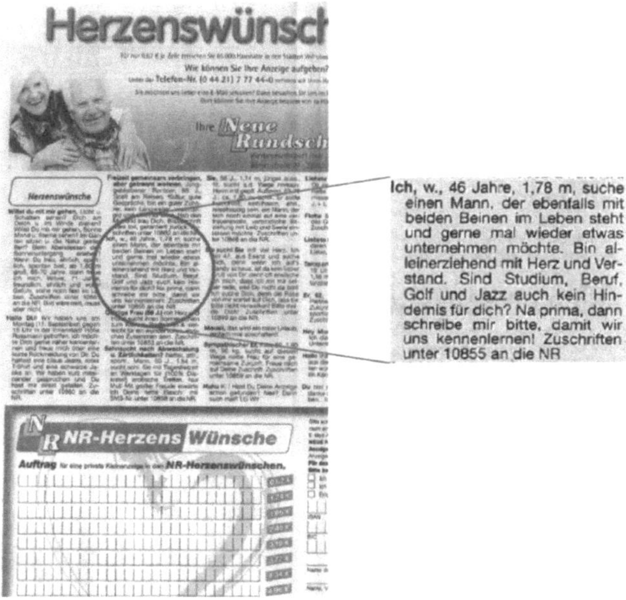

Herzenswünsch

Wir können Sie Ihre Anzeige aufgeben?

Ihre Neue Rundsch

Herzenswünsche

NR-Herzens Wünsche

Auftrag

Ich, w., 46 Jahre, 1,78 m, suche einen Mann, der ebenfalls mit beiden Beinen im Leben steht und gerne mal wieder etwas unternehmen möchte. Bin alleinerziehend mit Herz und Verstand. Sind Studium, Beruf, Golf und Jazz auch kein Hindernis für dich? Na prima, dann schreibe mir bitte, damit wir uns kennenlernen! Zuschriften unter 10855 an die NR

Ich überlegte einige Tage, ob ich auf diese Anzeige antworten sollte. Und überhaupt, was sollte eine 46-jährige schon von einem 56-jährigen wollen ... Aber mich ließ diese Anzeige nicht in Ruhe, sie war so anders als die 08/15-Bekanntschaftsanzeigen. Doch dann sagte ich mir: „Sch... was drauf, wer nicht wagt, der nicht gewinnt."

Ich schrieb wie folgt:

*Hallo Unbekannte,*

*Deine Anzeige in der Neuen Rundschau geht mir einfach nicht mehr aus dem Sinn. Somit schreibe ich Dir jetzt diese Zeilen; ich habe nämlich das Bedürfnis, mich bei Dir zu melden.*

*Ich, männlich, 56 Jahre, 1,84 m, stehe mit beiden Beinen im Leben, habe einen interessanten Beruf und bin finanziell unabhängig. Auch ich würde gerne mal wieder etwas unternehmen.*

*Sind Abitur, abgeschlossene Berufsausbildung, Nichtraucher, mein Alter, Sport und Reisen in ferne Länder kein Problem für Dich? Na prima, dann würde ich mich sehr freuen, wenn Du Dich bei mir zwecks Kennenlernen melden würdest, entweder unter <E-Mail> oder unter <Telefon>.*

*Ich bin schon sehr gespannt, wie Du reagieren wirst.*

*Liebe Grüße, Rainer*

Den Brief habe ich dann auch persönlich bei der „Neuen Rundschau" eingeworfen, um sicher zu gehen, dass er auch wirklich dort ankommt.

Am 30.09.2018 um 04:12 Uhr erhielt ich eine E-Mail, die ich zunächst ungesehen löschen wollte, da ich davon ausging, dass es sich um Spam handeln würde. Eine merkwürdige E-Mail-Adresse als Absender sowie „Annonce in der Rundschau" als Betreff haben mich das vermuten lassen. Aber irgendetwas zwang mich, diese E-Mail zumindest einmal zu lesen. Folgendes habe ich dann gelesen:

*Guten Morgen, Rainer,*

*ich freue mich, dass du dich auf meine Anzeige in der Neuen Rundschau gemeldet hast!*

*Ich habe ein paar Tage gebraucht, um mir darüber im Klaren zu sein, wie und auf welche Post ich gerne antworten möchte. Eine Woche hat es natürlich auch gedauert, bis ich die erste Post von der „Neuen Rundschau" überhaupt erhalten hatte.*

*[...]*

*Freue mich auf Antwort von dir!*

*Liebe Grüße von [...]*

Der Nachname beginnt mit dem Buchstaben „O", und sie hatte eine zu diesem Zeitpunkt 7-jährige Tochter. Mehr verrate ich aber nicht.

Wir haben uns dann ein paarmal geschrieben, haben Bilder ausgetauscht und hatten sogar schon einen Termin für ein persönliches Treffen vereinbart, bis mich am 05.10.2019 um 20:04 Uhr eine E-Mail von O. erreichte, die eine wahre Lawine der Lust ins Rollen brachte. Frivol ist schon gar kein Ausdruck mehr dafür! Einigen von euch würde es jetzt sicherlich die Schamesröte ins Gesicht treiben, wenn ihr die E-Mails lesen würdet. Aber ... mehr verrate ich nicht. Ein Gentleman genießt und schweigt.

> Lieber eine gesunde Verdorbenheit als eine verdorbene Gesundheit.

Und dann war es endlich soweit: das erste persönliche Treffen! (Wir hatten uns das erste Treffen schon ausgemalt; sie hatte sogar ihre Tochter über Nacht bei ihren Eltern untergebracht, um ...)

... ... ... ... ... ... ... mh

Wie soll ich mich ausdrücken? Der Funke sprang nicht über … der Zauber war verflogen! Warum auch immer. Ich habe bis heute keine Erklärung dafür.

Wir sind am Südstrand spazieren gegangen und waren anschließend noch Kaffeetrinken. Danach sind wir jeder wieder unseren Weg gegangen. Ich habe eine Woche später von ihr erfahren, dass ein „Mitbewerber" das „Rennen gemacht" hat. Ich habe sie bis heute nicht wiedergesehen.

## Kurzzeittherapie

Nachdem ich mich gegen weitere nichts einbringenden Sitzungen beim meinem Psychiater entschieden hatte und mir die Praxis Herrmann-Niemeyer für Kurzzeittherapie & psychosoziale Beratung empfohlen wurde, habe ich sofort im Internet unter www.praxis-herrmann-niemeyer.de/ nachgeschaut, versucht anzurufen … nicht erreicht … Anfrage per Online-Kontaktformular am 03.11.18 um 14:32 Uhr gestellt. Um 16:24 Uhr kam prompt die Antwort von der Therapeutin Frau Daniela R. Herrmann-Niemeyer. Terminvereinbarung: 07.11.18, 15:00 Uhr.

„Wir empfehlen unseren Patienten zunächst ein Erstgespräch. In dem können wir sehen, ob eine Zusammenarbeit in Frage kommt, Sie wissen ja, die „Chemie" muss stimmen, zumal wir dann auch schauen können, wie die gemeinsame Arbeit aussehen kann, Wünsche und Ziele werden geklärt."

**Termin wahrgenommen, Chemie stimmt!**

Kurzzeittherapie bezeichnet übrigens eine spezielle Art der lösungsorientierten Gesprächsführung. Hier steht nicht nur das Problem im Fokus, sondern vielmehr die Lösung. Jeder Mensch durchlebt Höhen und Tiefen, gerade in der „Tiefenzeit" brauchen sie eventuell jemanden, der mit ihnen zusammen neue Wege beschreitet und sie unterstützt. Die Kurzzeittherapie bietet sich hier an, wohin soll der Weg gehen, wie kann es mir wieder besser gehen, was kann ich ändern, das mein Leben wieder lebenswert oder einfacher ist?

> Felix qui potuit rerum cognoscere causas
>
> Glücklich, wem es gelang, den Grund der Dinge zu erkennen.
> *[Vergil]*

Es geht hierbei um die Ziele, Wünsche und vielleicht Hoffnungen der betroffenen Menschen, die jeder in sich trägt. Die Praxis Herrmann-Niemeyer begleitet und unterstützt die Menschen dabei, DEREN Weg zu finden, denn jeder ist anders. Die Dauer des Therapieweges entscheidet jeder selbst.

> Der Langsamste, der sein Ziel nicht aus den Augen verliert, geht noch immer geschwinder, als jener, der ohne Ziel umherirrt.
> *[Gotthold Ephraim Lessing, deutscher Dichter und Autor]*

Anfangs ging ich etwa jede Woche einmal, heute sind es etwa alle drei Wochen, zur Therapiesitzung, die – und das muss hier einmal gesagt werden – sehr aufschlussreich sind, was das eigene Verhalten sowie die eigenen Gedanken betrifft. Da ist jemand, der von außen auf dein Leben schaut und einiges kritisch hinterfragt. Außerdem bekomme ich ab und zu „Hausaufgaben" auf, um mich mit einer Thematik auch außerhalb der Therapiesitzungen auseinanderzusetzen. Sie schreibt mir die Aufgabe auf einen Zettel, faltet ihn zusammen, und ich darf erst zuhause lesen, wie die Aufgabe lautet.

Und das Schöne dabei ist: Ihre Notizen schreibt sie während der Sitzungen handschriftlich auf und hat dabei immer den Blick auf mich gerichtet. Ja, Ihr habt richtig gelesen: handschriftlich! Und nicht wie zuvor beim Psychiater: getrennt durch einen breiten Tisch, wie man es vom Hausarzt kennt, kein dösiges Geklapper der Computertastatur, kein störendes Starren auf den Computermonitor, um zu sehen, was denn eingetippt wurde! Nein: Wir sitzen uns bequem gegenüber, getrennt nur durch einen kleinen Tisch, auf dem zu den Therapiesitzungen immer ein Glas Wasser für mich steht.

Zu Beginn sollte ich mein bisheriges Leben „oberflächlich" beschreiben. Das tat ich dann auch und nahm meine „Versionen" zu Hilfe, um dem Ganzen eine Struktur zu geben. Ihr erinnert Euch: Ich hatte die Praxis Hermann-Niemeyer als **RAINER 4.1** betreten.

Sie fragte natürlich, wie ich denn auf diese Versionierung gekommen sei und was im Detail sich dahinter verbergen würde. Und dann kam eine wirklich einmalige Frage: „Kann man denn jetzt nicht von Rainer 4.2 sprechen? Ist nicht alleine die Tatsache, dass Sie sich freiwillig Hilfe in meiner Praxis gesucht haben und auch angenommen haben, ein Update wert?" Ich war perplex, zunächst sprachlos – was bei mir sehr selten vorkommt. Aber ja, die Frau hat ja sowas von Recht! Und da war er geboren:

**RAINER 4.2.**

> Das Denken ist das Selbstgespräch der Seele.
> *[Plato, griechischer Philosoph]*

In der Zwischenzeit sind wir beim Du, was der Therapie keinen Abbruch tut. Man hatte anfangs ja doch Bedenken, ob damit nicht zu viel Nähe geschaffen wird, wo doch auch Abstand gewahrt werden sollte, da es sich ja immer noch um eine Beziehung zwischen Therapeut und Patient handelt. Ich sage euch nur: Allen Bedenken zum Trotz, es klappt!

Es folgten noch weitere erhellende Sitzungen. Ihre doch sehr provokante und fordernde Herangehensweise bringt mich immer wieder dazu, über das jeweilige Gesprächsthema intensiv nachzudenken und die entsprechende Erkenntnis zu gewinnen. Sie sagt immer: „Diese Frage war jetzt richtig gemein.“ Oder: „Ich muss jetzt mal gemein werden.“

„Ja, bitte, tu das, denn nur so komme ich voran!“

Mann, diese Frau versteht ihren Job!

Es werden – und da bin ich mir ganz sicher! – noch viele weitere Sitzungen folgen.

Sehr intensiv haben wir natürlich auch über „meinen Engel“ gesprochen und warum ich mich so verhalte, warum ich so agiere, obwohl es mich im Großen und Ganzen unglücklich macht, ob es nicht vielleicht auch einen anderen Weg geben würde.

Ihrer Meinung nach gäbe es auch einen Mittelweg; ich habe da mehr als Informatiker gedacht, der ja nur Null und Eins kennt. Eben so, wie die digitale Welt „tickt". Gott sei Dank ist das Leben aber noch analog.

Auch zu diesem Thema hat Daniela immer wieder gemeine Fragen gestellt, bis ich endlich (!) zu der Erkenntnis gekommen bin, dass ich das jetzt regeln muss. Also die Unklarheit aus dem Weg räumen, nicht andere für das eigene Glück verantwortlich machen, sondern sein Leben selbst in die Hand nehmen.

Wie ihr seht ... nee, ihr sehr ja nichts, ihr lest ja ... Also, wie ihr lesen könnt, habe ich in den letzten drei Monaten schon einiges an positiven Erkenntnissen dazugewonnen.

Tja, „mein Engel", wie stelle ich das denn jetzt nur an? Dass dies alles in einem persönlichen Gespräch angesprochen und geklärt werden muss, war mir ja schon klar. Aber wie sage ich's Vater, Mutter, Kinder, gar siebenköpf'ger Schar?" Wie komme ich denn jetzt auf Otto, Otto Waalkes? Ach ja, der Humor! Ihr wisst ja schon.

Ich habe mir Stichpunkte und Fragen zu dem, was ich gerne mit „meinem Engel" besprechen wollte, notiert. Das habe ich nicht über's Knie gebrochen, sondern mir ca. zwei Wochen Zeit gelassen. Als aus meiner Sicht die Notizen vollständig waren, habe ich „meinen Engel“ um ein persönliches Gespräch gebeten.

Ich hatte „meinen Engel“ hierzu mehrmals in mein Lieblingsrestaurant eingeladen, was „mein Engel“ aber immer wieder geschickt abgelehnt hatte. Dabei wollte ich doch nur bei einem leckeren Essen mit „meinem Engel“ in den Dialog treten.

Aus lauter Verzweiflung habe ich dann einen Brief verfasst, in dem ich meine Gedanken, Gefühle und Erwartungen niedergeschrieben hatte. Als Anhang zu diesem Brief habe ich meine o. g. Notizen beigefügt. Sowohl Brief als auch Notizen habe ich elektronisch (MS-Office lässt grüßen!) erstellt. Dies hat natürlich den Vorteil, dass man immer wieder etwas ändern kann, ohne dass man ein neues Blatt Papier nehmen muss.

> Aller Humor fängt damit an, dass man die eigene Person nicht mehr ernst nimmt.
> *[Hermann Hesse]*

Am 07.02.19 habe ich den Brief mit Anhang per E-Mail verschickt, und zwar mit der Bitte, diesen Brief bitte zu lesen.

**hihi* … ich muss jetzt wieder schmunzeln: Obwohl dies eine ernste Angelegenheit ist, konnte ich mir einen kleinen Gag nicht verkneifen … als Betreff habe ich „Wenn der Postmann zweimal klingelt …“[4] geschrieben. Frage Daniela: „Was erwartest du?“. Rainer: „Normalerweise würde ich eine Antwort erwarten. Aber bei „meinem Engel“, so wie ich ihn kenne, erwarte ich keine Reaktion!“

Weit gefehlt! Es geschehen noch Zeichen und Wunder! Tags darauf hat „mein Engel“ mit folgenden Worten geantwortet:

*„Ich werde dir am Sonntag auf deinen Brief und deine Fragen persönlich antworten. LG*  *"*

Lest bitte im Kapitel „Der 10.02.19“, wie es weiterging. Aber nur, wenn ihr noch weiterlesen wollt. Wenn nicht, klappt das Buch zu und macht etwas anderes.

Zuletzt sei in diesem Kapitel noch erwähnt, dass es natürlich auch zum Thema „mein Engel“ eine Hausaufgabe gab, und zwar mit der Überschrift:

Wozu ist es gut, dieses zu erleben mit […]!?

Ich hatte dies schriftlich niedergeschrieben (MS-Word sei Dank). Ich gab der Auf-

---

[4] Wenn der Postmann zweimal klingelt (OT: The Postman Always Rings Twice) ist ein US-amerikanisches Filmdrama von Bob Rafelson aus dem Jahr 1981 mit Jack Nicholson und Jessica Lange in den Hauptrollen.

gabe den Untertitel „Ein Leben im Paradoxon“. Ich habe mein Lieblingsbild von „meinem Engel“ in das Dokument eingefügt und dazu geschrieben „Dazu ist es gut!!“

Eigentlich wollte ich es dabei belassen, aber im Laufe der Zeit fielen mir immer mehr Dinge ein, die ich unbedingt zu Papier bringen ... äh ... in das Dokument schreiben musste.

Neugierig?

Diejenigen, die jetzt neugierig geworden sind, dürfen jetzt weiterlesen. Die anderen dürfen gerne das nächste Kapitel aufschlagen.

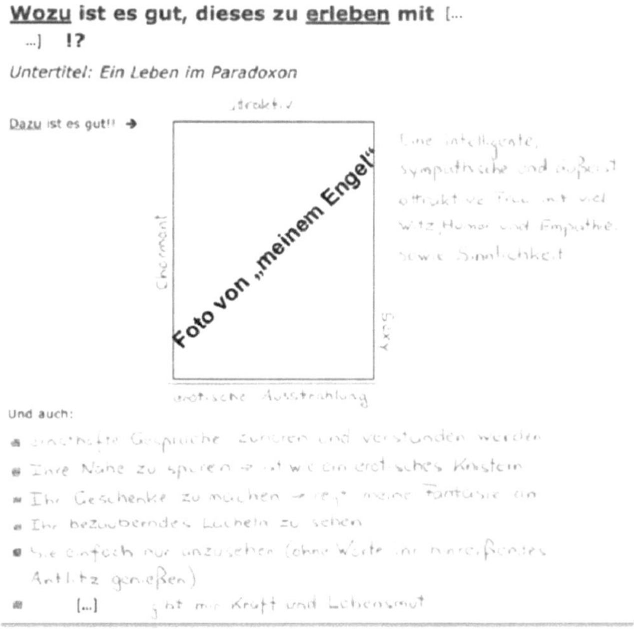

**Wozu ist es gut, dieses zu erleben mit [... ...] !?**

*Untertitel: Ein Leben im Paradoxon*

attraktiv

Dazu ist es gut!! →

Foto von „meinem Engel“

Charmant

Sexy

erotische Ausstrahlung

Eine intelligente, sympathische und äußerst attraktive Frau mit viel Witz, Humor und Empathie sowie Sinnlichkeit

Und auch:

- [illegible] Gespräche zu führen und verstanden werden
- Ihre Nähe zu spüren → ist wie ein erotisches Knistern
- Ihr Geschenke zu machen → regt meine Fantasie an
- Ihr bezauberndes Lächeln zu sehen
- Sie einfach nur anzusehen (ohne Worte ihr hinreißendes Antlitz genießen)
- [...] gibt mir Kraft und Lebensmut

„Wow! Da steckt viel Zauber drin“, war die Reaktion von Daniela Rebecca.

Einmal fragte mich Daniela Rebecca: „Liebst du dich selbst?“, worauf ich nur mit Verwunderung antworten konnte. Was bedeutet eigentlich „Selbstliebe“? Diese Frage hat mich doch sehr interessiert, und ich habe nach Antworten gesucht. Und ich bin sicher, die Antwort auf die Frage „Was ist Selbstliebe?" wäre auch für euch sehr interessant.

Heute bin ich schlauer:

Selbstliebe, auch Eigenliebe, bezeichnet die allumfassende Annahme seiner selbst in Form einer uneingeschränkten Liebe zu sich selbst. Der Begriff ist sinnverwandt, jedoch nicht vollständig synonym, mit Begriffen wie Selbstannahme, Selbstachtung, Selbstzuwendung, Selbstvertrauen und Selbstwert. [10]

Von Erich Fromm wird die Selbstliebe als Grundlage dafür gesehen, andere Menschen lieben zu können. Psychotherapeutische Konzepte wie beispielsweise die Psychodynamisch Imaginative Traumatherapie von Luise Reddemann beschreiben die Selbstliebe entsprechend als Voraussetzung für eine gute Verbindung zur Welt und zu anderen Menschen. [11]

Selbstliebe ist ein wesentlicher Teilaspekt des umfassenderen Selbstwertgefühls, das in einem hohen Maße nicht nur das Selbstbild eines Menschen bestimmt, sondern auch Basis eines wertschätzenden Umgangs mit anderen Menschen ist. Die Interaktion mit der Umwelt wird zu einem wesentlichen Teil durch die Selbstliebe einer Person geprägt. Eine andere, für Sozialkontakte fast ebenso wichtige Selbstwert-Komponente ist Selbstvertrauen, d. h. das Vertrauen in die Fähigkeit, das eigene Leben gestalten und selbst gesteckte Ziele erreichen zu können.

Das oberste biblische Gebot: Du sollst Jehova, deinen Gott, lieben mit deinem ganzen Herzen und mit deiner ganzen Seele und mit deinem ganzen Sinn. Dies ist das größte und erste Gebot.

Das zweite, ihm gleiche, ist dieses: Du sollst deinen Nächsten lieben wie dich selbst. „Liebe Deinen Nächsten wie Dich selbst" bezieht sich auf die Nächstenliebe, bei der die Selbstliebe als natürlich vorausgesetzt und als Referenz herangezogen wird. [12]

In Zeiten und Kulturen, die von diesem Glauben geprägt sind, werden Selbstliebe und ihre Zurschaustellung in der öffentlichen Wahrnehmung weniger akzeptiert. [13]

Zur Selbstliebe bemerkt Fromm, man meine oft, dass in dem Maße, wie man sich selbst liebe, man andere nicht lieben könne. Selbstliebe würde daher fälschlicherweise mit Selbstsucht gleichgesetzt. Wenn aber Selbstliebe etwas Schlechtes wäre, dann wäre Selbstlosigkeit eine Tugend.

> Bei der Kunst des Lebens ist der Mensch sowohl der Künstler als auch der Gegenstand seiner Kunst. Er ist der Bildhauer und der Stein, der Arzt und der Patient.
> *[Erich Fromm]*

Nach Fromm bedingen Liebe zu anderen Menschen und Selbstliebe jedoch einander, und Selbstsucht sei eine Folge fehlender Selbstliebe. Getreu dem Bibelzitat „Liebe deinen Nächsten wie dich selbst" ist die Liebe zu seinem Selbst untrennbar mit der Liebe zu anderen verbunden. Wer nur andere lieben kann, könne überhaupt nicht lieben. Fromm stellt den Gegensatz von Selbstliebe und Selbstsucht heraus: Der Selbstsüchtige liebe sich selbst gar nicht, er hasse sich sogar. Der Mangel an Freude an sich selbst erzeuge ein Gefühl der inneren Leere und Enttäuschung, das er zu kompensieren und zu vertuschen versuche, und somit nach außen narzisstisch erscheine. Es stimme zwar, dass Selbstsüchtige unfähig seien, andere zu lieben, sie seien jedoch auch nicht fähig, sich selbst zu lieben.

Ich hoffe, euch hiermit ein Stück weiter geholfen haben zu können.

# ENKELSOHN NO. 2

Jannes, 22.08.2018, 13:23 Uhr

Als ich von der Schwangerschaft meiner Schwiegertochter erfahren hatte, habe ich mich aufrichtig über diese Nachricht gefreut. Es gab also keinen „Nika-Effekt".

> Jedes neugeborene Kind bringt die Botschaft, dass Gott sein Vertrauen in die Menschheit noch nicht verloren hat.
> *[Rabindranath Tagore]*

# Enkelsohn No. 3

Jonathan, 24.12.2018, 10:22 Uhr

Als ich von Svenjas erneuter Schwangerschaft erfahren hatte, habe ich mich aufrichtig über diese Nachricht gefreut. Es gab also keinen „Nika-Effekt".

Als du geboren wurdest, war ein regnerischer Tag. Aber es war nicht wirklich Regen, sondern der Himmel weinte, weil er einen Stern verloren hatte.

*[Antoine de Saint-Exupéry]*

# Oh, Du Fröhliche ... oder: Die Flucht nach Ägypten

Untertitel: Der Rosenkrieg, begonnen er hat!

Viele von euch denken jetzt, der hat sich doch vertan. Es muss doch heißen: Die Flucht (oder auch: Der Auszug) aus Ägypten.

Kurze Zusammenfassung für die Nicht-Bibelfesten:

*Der Auszug aus Ägypten oder Exodus (lat. „Auszug") ist die Erzählung von der Rettung der Israeliten aus der Sklaverei des Pharaos Ägyptens, die im Buch Exodus in Kapitel 1–15 zu finden ist.*

*Vor rund 3.000 Jahren wurden die Israeliten in Ägypten so sehr schikaniert, dass sie das Land schließlich verließen und Mose in die Wüste folgten. Juden und auch Christen glauben, dass er von Gott den Auftrag erhielt, die Israeliten in das „gelobte Land Kanaan" zu führen, das Gott ihnen zu Abrahams Zeiten versprochen hatte. So erzählt es die Bibel.*

*Danach konnte der damals in Ägypten regierende Pharao die Israeliten nicht leiden. Er zwang sie zu unbezahlter Arbeit und unterdrückte sie auf die schlimmste Weise. Schließlich beauftragte Gott Mose dazu, die Israeliten aus dieser Sklaverei zu befreien. Er sollte sie durch die Wüste in das rund 400 Kilometer weit entfernte Land Kanaan führen. Heute heißt ein kleiner Teil dieser Gegend Israel. [7]*

Warum erzähle ich das jetzt hier? Ganz einfach: Weil es mir ähnlich ergangen ist.

Vorgeschichte:

Ich hatte mal wieder ein großes Herz und viel Mitleid, als Marion mir eines Tages vorheulte, dass das Haus doch auch ihr zuhause wäre. Ich hatte daraufhin vorgeschlagen, dass sie in die obere Etage einziehen könne, diese wäre ohnehin verwaist. Somit hat sie sich in der oberen Etage mit Wohnzimmer und Schlafzimmer eingerichtet. Ein Bad ist in der oberen Etage sowieso schon vorhanden, sodass wir uns lediglich Küche und Hauswirtschaftsraum in der unteren Etage teilen. Im Oktober 2018 war ihr Umzug von ihrer Wohnung ins Haus vollzogen.

„Wenn das man gut geht!", munkelten viele.

Wir schreiben noch den Heiligen Abend im Jahre des Herrn 2018.

Zuhause feierten meine Frau und ich die Geburt unseres dritten Enkelkindes, als sie plötzlich mit Gläsern nach mir warf. Sie traf mich an der Oberlippe und unter dem rechten Auge. Ich weiß heute den Grund leider nicht mehr. Zumindest habe ich beschlossen, Silvester 2018 **NICHT** zuhause zu feiern. Mir war in diesem Moment sch...egal, ob meine Frau Silvester alleine verbringen musste, auch wenn sie sich mehrmals für ihr Verhalten entschuldigte.

Den ersten Weihnachtsfeiertag habe ich in meinem Schlafzimmer verbracht, habe das Zimmer lediglich zum Toilettengang und zum Heranholen von „Nachschub" verlassen. Meiner Tochter hatte ich geschrieben, ich sei erkältet und würde deshalb nicht ins Krankenhaus zu Besuch kommen können. Tut mir leid, mein Schneckchen. Naja, am zweiten Weihnachtsfeiertag habe ich sie dann doch besucht und habe ihr die Wahrheit erzählt, und meine Tochter konnte mich verstehen. Zuhause schaute ich dann im Internet nach Reisezielen in Ägypten und bin auch fündig geworden.

> Wird's besser? Wird's schlimmer? fragt man alljährlich.
> Seien wir ehrlich: Leben ist immer lebensgefährlich!
> *[Erich Kästner]*

Am folgenden Tag ging ich ins Reisebüro und habe meine Reise gebucht. Am 31.12.18 ging es dann, ohne ein Abschiedswort zuhause, los.

Ich erholte mich prächtig, hatte viel Spaß, lernte nette Leute kennen und ließ mich im hoteleigenen Spa bei Hamam, Sauna und Massage verwöhnen.

Am 06.01.19 ging es dann zurück ... in den Alltag.

# Der 10.02.19

Untertitel: Wie aus abgöttischer Liebe und tiefster Innigkeit plötzlich Freundschaft wird.

Der 10.02. wird schlechthin als Welttag der Hospizarbeit gefeiert. Dieser 10.02. im Jahre des Herrn 2019 hatte aber für mich eine ganz besondere Bedeutung. Es war der Tag, der mir Klarheit verschaffen sollte.

Dieses Kapitel ist die Fortsetzung von Kapitel „Kurzzeittherapie".

Nochmal zur Erinnerung: Nach Erhalt des besagten Briefes erhielt ich von „meinem Engel" folgende Antwort: „Ich werde dir am Sonntag auf deinen Brief und deine Fragen persönlich antworten. LG 🙋"

Nun war dieser Sonntag gekommen, nämlich der 10.02.2019, an dem wir wieder gemeinsam Dienst im Hospiz hatten. Nach unserem Dienst sind wir dann ins Kino gefahren, wo für alle Hospizmitarbeiter der Film „Unzertrennlich" für fünf Euro Eintritt gezeigt wurde.

Nach der Vorstellung kam es dann zur von mir lang ersehnten und erhofften Aussprache. Kurz und bündig: „Mein Engel" mochte ihr Leben nicht ändern.

Endlich Klarheit! Wie gut das tat! Mir ging es nach dem Gespräch richtig gut.

Aber Moment mal: Hallo, du redest hier von deiner großen Liebe, mit der du dein Leben bis zum Tod hättest gemeinsam verbringen wollen! Und du redest davon, dass es dir gut gehe, obwohl du gerade eben eine Art Abfuhr für deine Wünsche und Vorstellungen in Sachen Liebe bekommen hast?!

> **Amor est pretiosior auro.**
>
> *Liebe ist kostbarer als Gold.*

Ja, die Gelegenheit war geklärt, und ich hatte den Kopf wieder frei für andere Gedanken. Mir ging es an diesem Tag richtig gut. Hm, eben ein *Komischer Vogel*.

Ich konnte die Nacht kaum schlafen, viele positive Gedanken schwirrten durch meinen Kopf. Ich ließ mir u. a. im Geiste noch einmal unser Gespräch durch den Kopf gehen. Dies ließ mich dann mitten in der Nacht dazu hinreißen, meine Gedanken in eine E-Mail zu pressen, an denen ich euch jetzt teilhabe lasse (Auszug aus besagter E-Mail):

*An: „Meinen Engel"*

*Betreff: Rehsümmäh ... oder wie dieses Wort heißt*

*Guten Morgen, mein Engel* 👼*,*

*vielen, vielen Dank nochmals, dass Du mir gestern Dein Ohr geliehen hast – ich hoffe, ich habe es Dir wiedergegeben und nicht aus Versehen mit nach Hause genommen ... ☺*

*Ich schaue auf die Uhr, und die „sagt“ mir gerade, es ist 02:17 Uhr – schon wieder eine 17! Ich bin putzmunter und könnte jetzt so aus dem Bett springen, was ich natürlich nicht machen werde. Und auch diese E-Mail werde ich jetzt nicht verschicken, sondern erstmal im Ordner „Entwürfe“ ablegen; ich werde sie nachher versenden, wenn ich meinen Engel auf der Arbeit wähne.*

*Mir hat unser Gespräch gestern sehr, sehr, sehr gut getan. Meine Gedanken sind nicht mehr blockiert ... was für ein schönes Gefühl. Ich weiß, ein „normaler“ Mensch, der ich ja nun mal nicht bin (und auch vielleicht gar nicht sein möchte), kann das sicherlich alles nicht verstehen. Schön fand ich gestern auch, dass auch Du von Dir und Deinen Gefühlen gesprochen hast ... es war also der erhoffte Dialog. Wir sollten öfter mal ins Kino gehen! ☺*

[...]

An dieser Stelle möchte ich mich NOCHMALS für mein teilweises Fehlverhalten Dir gegenüber entschuldigen, mein Engel. Das stand (und steht) mir einfach NICHT zu! Mea culpa! Für diejenigen, die kein Latein verstehen: Meine Schuld! Oder etwas freier übersetzt: Asche auf mein Haupt! ☺

[...]

So, nachdem ich mir dies nun alles, was mir nach unserem gestrigen Gespräch anschließend durch meinen Kopf geisterte, von der Seele geschrieben habe, werde ich jetzt mal versuchen, weiterzuschlafen.

Ich wünsche Dir süße Träume.

Liebe Grüße, Rainer 🌹

PS.: Meine Tür steht DIR IMMER offen. Ich werde stets zu jeder Tageszeit für DICH da sein. Also, mein Engel, solltest Du mal Probleme haben oder das Gefühl haben, Dich aussprechen zu müssen, dann kennst Du ja meine Telefonnummer bzw. meine E-Mail-Adresse und darüber hinaus auch meinen Wohnsitz. 👍 DU bist IMMER willkommen. 🙋

PPS: Das kann ich mir jetzt nicht verkneifen: Du sahst gestern wieder umwerfend aus, um nicht zu sagen r... Du weißt, wel-

*ches Wort gemeint ist, aber das verkneife ich mir jetzt.*

*PPPS: Kleine Geschenke und Kostproben darfst Du weiterhin von mir erwarten, denn das ist für mich Therapie. Bezüglich der Geschenke möchte ich Dich bitten, nochmal meine „Hausaufgabe" zum Thema „…", die mir Daniela gestellt hatte, zu lesen. Dort steht auch etwas über das Schenken geschrieben. Ähnlich verhält es sich mit dem Kochen: Für mich alleine zu kochen bringt mir absolut keinen Spaß. Wenn ich vor'm Herd stehe, denke ich immer daran, dass ich für uns beide koche. Dabei blühe ich dann so richtig auf!*

*--- Rehsümmäh Ende ---*

So, nun ist alles gut …

**Denkste!**

> Wenn dir ein Fels vom Herzen fällt,
> so fällt er auf den Fuß dir prompt!
> So ist es nun mal auf der Welt;
> ein Kummer geht, ein Kummer kommt.
> *[Heinz Erhardt]*

Schon wenige Tage später hat das Gefühl der Liebe wieder alles andere überschattet. Wie oft habe ich an „meinen Engel" denken müssen, der Gedanke, Dich nicht erreichen zu können, wie oft habe ich das Bild „meines Engels" vor Augen gesehen und wie oft sind mir dabei die Tränen gekommen ... so wie jetzt, als ich diese Zeilen schrieb.

In mir kam die Frage hoch, ob man denn Liebe bekämpfen könne, ob man etwas dagegen tun könne. Dazu hatte ich mir erstmal einige Definitionen von Liebe im Internet angesehen, die da lauten:

1. [ohne Plural]

   Starkes Gefühl des Hingezogenseins; starke, im Gefühl begründete Zuneigung zu einem [nahestehenden] Menschen

2. [ohne Plural]

   Auf starker körperlicher, geistiger, seelischer Anziehung beruhende Bindung an einen bestimmten Menschen, verbunden mit dem Wunsch nach Zusammensein, Hingabe o. Ä.; "die wahre, große Liebe"

3. Liebe ist eine Bezeichnung für stärkste Zuneigung und Wertschätzung.

   Nach engerem und verbreitetem Verständnis ist Liebe ein starkes Gefühl, mit der Haltung inniger und tiefer Verbundenheit zu einer Person (oder Personengruppe), die den Zweck oder den Nutzen einer zwischenmenschlichen Beziehung übersteigt und sich in der Regel durch eine entgegenkommende tätige Zuwendung zum anderen ausdrückt. Das Gefühl der Liebe kann unabhängig davon entstehen, ob es erwidert wird oder nicht. Hierbei wird zunächst nicht unterschieden, ob es sich um eine tiefe Zuneigung innerhalb eines Familienverbundes (Elternliebe, Geschwisterliebe) oder um eine Geistesverwandtschaft handelt (Freundesliebe, Partnerschaft) oder aber um ein körperliches Begehren gegenüber einem anderen Menschen (Eros). Dieses Begehren ist als körperliche Liebe eng mit der Sexualität verbunden, die jedoch nicht unbedingt auch ausgelebt zu werden braucht (vgl. platonische Liebe).

Ah ja! Sehr interessante Kenntnisse!

Ohne Plural, d.h. es gibt keine Mehrzahl von Liebe?!

Das Gefühl der Liebe kann unabhängig davon entstehen, ob es erwidert wird oder nicht.

*In meinem Fall wurde sie nicht (offen und vielleicht auch aus inneren Zwängen) erwidert. Aber gut zu wissen, dass man in diesem Fall trotzdem von Liebe spricht.*

> Amare et mare sunt idem. In utroque multi pereunt.
> *Lieben und das Meer sind dasselbe. In beiden gehen viele unter.*

Dies half mir natürlich nicht weiter. Sucht man im Internet nach „Mittel gegen Liebe", bekommt man lediglich Arzneimittel wie Okasa NE, CEFAGIL Tropfen oder aber Gynomunal Vaginalgel vorgeschlagen.

Aber Moment mal ... da war doch was ... ich meine irgendwann und irgendwo einmal gehört zu haben, wie man Liebe abstellen kann.

Doch, jetzt erinnere ich mich. Im Prinzip ist es sehr einfach, das Gefühl Liebe abzustellen. Dies bekommt man genauso einfach hin, wie die Sonne dazu zu bringen, nicht mehr zu scheinen ...

***Knips. Aus. Dunkel.***

*Gibt es ein Leben nach „meinem Engel"?*

*Hallo, Liebe, bist du noch da? Ich sehe dich nicht mehr. Aber irgendwie spüre ich dich noch ...*

*Verdammt, ich bekomme das Bild von „meinem Engel" nicht mehr aus dem Kopf ...*

# Valentinstag 2019

Zum Thema Valentinstag fallen mir spontan die Berichte zu den Turteltauben ein. Z. B. ist heute (14.02.2019) auf tagesschau.de u. a. folgendes zu lesen:

*Turteltauben auf der Roten Liste*

***Bedrohtes Liebes-Symbol***

*Das charakteristische Gurren hat den Turteltauben ihren Namen eingebracht. Doch zu hören ist es in Deutschland immer seltener – ihr Bestand schrumpft. Laut Umweltministerium sank er seit den 1990er-Jahren um zwei Drittel.*

*Inzwischen wird die Turteltaube als „sehr gefährdet" eingestuft. „Wenn diese Entwicklung so weiter geht, werden unsere Enkel dieses Tier nicht mehr in der freien Natur kennen lernen können", sagte die Grünen-Politikerin Steffi Lemke. Es sei alarmierend, wie schnell der Bestand zurückgehe und dass eine Allerweltsart wie die Turteltaube auf der Internationalen Roten Liste lande. Der Verlust sei aber nur ein „kleiner Ausschnitt" aus der Krise der Artenvielfalt.*

Das vorherige Kapitel untermauert diese Nachricht. Wenn ihr einmal zurückblättern möget, könnt ihr nachlesen, dass es schon wieder eine (männliche) Turteltaube weniger auf der Welt gibt ...

### *Da gurrt er nicht mehr ...*

Ich habe „meinen Engel" am gestrigen Tag gebeten, sich keine Sorgen um mich zu machen, sollte ich an diesem Tag nicht verliebt sein. Ich bin ja schließlich am Totensonntag auch nicht tot.

# Ist das der Schlusspunkt?

Bekannte hatten zur alljährlichen Glühweinparty eingeladen. Es war an einem Tag im Februar 2019. Der Tag zeigte sich von seiner schönsten Seite mit blauem Himmel, Sonnenschein und einer Tagestemperatur um die 15° C. Es versprach, ein netter Abend zu werden.

Mein Freund Uwe und seine Frau waren auch dabei. Uwe hatte ich seit ca. vier Wochen nicht mehr gesehen. Seine letzte E-Mail an mich, in der er mir seine freien Zeiträume für unseren „Gentlemen Holiday" nannte, ist ebenso lange her. Frevelhafterweise hatte ich sie bis zu dem jetzigen Wiedersehen noch nicht beantwortet. Und prompt gab es auch einen entsprechenden Anraunzer von meinem Freund Uwe, obwohl ich ihm die Sachlage erklärt hatte. Ich hatte nun mal ganz andere Probleme und Gedanken, nämliche diese, wie ich sie in Kapitel „Der 10.02.19" beschrieben habe.

Zack, der nächste Nackenschlag! *[Und hier wären wir auch wieder beim Thema „Verstehen eines Komischen Vogels".]*

> Solange es Haare gibt, liegen sich die Menschen in denselben.
> *[Heinz Erhardt]*

Das war nicht der einzige Anraunzer an diesem Abend. Meine

Bekannte machte mich „zur Mücke", weil ich Marion das Angebot gemacht hatte, wieder im Haus einzuziehen. Was mir denn einfallen würde? Das hätte ich nie tun dürfen. Marion mache sich jetzt Hoffnungen, dass alles wieder gut wird!

Zack, der nächste Nackenschlag!

Als ich dann wieder zuhause war, habe ich meine Wut erst einmal an den Innentüren meines Hauses ausgelassen. Zum Glück sind diese Türen unversehrt geblieben.

Am nächsten Tag fragte mich meine Frau, warum ich denn die Türen zugeschlagen hätte. Ich antwortete: „Frag E..."

Das tat sie dann auch am Folgetag. Und nun kommt's … der nächste Anraunzer:

„Ich finde es unmöglich, dass du mir nicht gesagt hast, dass du das Haus verkaufen und dir ein Wohnmobil zulegen willst! Dann brauche ich in das Haus nichts mehr investieren" [Das war No. 1]

„Ich finde es unmöglich, dass du fremde Leute deiner Tochter vorziehst! Als E… von ‚deinem Engel' erzählte, wusste ich sofort, wen du meinst! Was hat diese Frau nur, dass die dich so verzaubert?" [Das war No. 2]

Zack, der nächste Nackenschlag! *[Und hier wären wir auch wieder beim Thema „Verstehen eines Komischen Vogels".]*

Was war passiert?

> Auf Freunde im Unglück rechne nie!
> *[Euripides, griechischer Dramatiker]*

Ich hatte im Laufe der Gespräche während der Glühweinparty erwähnt (Marion hatte es nicht mitbekommen), dass ich es mir heute sehr gut vorstellen kann, in 10 bis 15 Jahren das Haus zu verkaufen und mir dann ein Wohnmobil zulegen könnte, um den europäischen Kontinent zu bereisen. Meine Bekannte hatte es meiner Frau wohl etwas anders herübergebracht.

Des Weiteren hatte ich erwähnt, dass es einen Engel in meinem Leben gäbe (meine Frau hatte auch das nicht mitbekommen). Meine Bekannte und ihre Freundin waren natürlich neugierig und hakten ständig nach. „Wer ist das denn? Ist das deine Tochter?"

„Nein, meine Tochter ist mein Engel Nr. 2", antwortete ich genervt. Den Namen meines Engels „Nr. 1" habe ich nicht preisgegeben.

Ich weiß nicht, wie meine Bekannte dies meiner Frau erzählt hatte, zumindest hatte meine Frau daraus schlussgefolgert, dass ich „meinen Engel" (also die fremde Person) noch vor meine Tochter stellen würde.

Erklärungsversuche meinerseits waren natürlich sinnlos; alles Gesagte prallte wie an einer Mauer an ihr ab.

> Freundschaft, das ist eine Seele in zwei Körpern.
> *[Aristoteles]*

Wie es nun mit dem Freundeskreis weitergehen soll, weiß ich derzeit noch nicht. Ich weiß nur:

Ich muss mir hierüber Klarheit verschaffen!

Darüber hinaus fiel ich trotz der heilenden Therapiestunden im Juli 2019 in eine „Mini-Krise", die mir fünf Wochen Krankschreibung einbrachte. Neben Schmerzen im Knie, die nach zwei Wochen wieder verheilt waren, war auch meine Seele wieder angegriffen.

Was war passiert? Eigentlich nichts. Und da liegt das Problem. Es gibt dafür auch einen medizinischen Fachausdruck:

**Boreout-Syndrom.**

Nein, nein, ihr habt schon richtig gelesen. Das ist kein Schreibfehler. Ich meine tatsächlich das Boreout-Syndrom, nicht das Burnout-Syndrom.

Ich habe die Erfahrung gemacht, dass die Symptome von Boreout und Burnout sich ähneln, nicht nur ähneln, sondern, wie ich es erfahren habe, die gleichen Symptome sind: Depressionen, Schlafstörungen, Antriebslosigkeit, Kopfschmerzen sowie Magenschmerzen inkl. Brechreiz, auch wenn der Magen leer ist. So gleich die Symptome sind, so unterschiedlich sind die Gründe. Während eine Person durch Überforderung und negativem Stress an einem Burnout leidet, zeichnet sich ein Boreout vor allem durch ausgesprochene Unterforderung im Arbeitsleben aus.

Ich fühlte mich fachlich unterfordert: Seit Mai keine Projekte, nur kleine bis gar keine Aufgaben, und das merkwürdige dabei war, dass mich keiner, auch nicht die Bosse, gefragt haben, an welchem Thema ich denn gerade arbeiten würde.

Aber was sollte ich machen?

Um die Zeit auf der Arbeit zumindest irgendwie sinnvoll zu verbringen, „flüchtete" ich mich in private Dinge, wie z. B. das Planen des nächsten Urlaubs und – ganz WICHTIG – das Schreiben dieses Buches.

Das hat natürlich Ablenkung verschafft, war aber ebenfalls keine langfristige Strategie.

Wenn nichts mehr geht, raten Experten u. a. zu einem Jobwechsel.

Wie es der Zufall wollte, wurde mir ein sehr interessantes Job-Angebot vermittelt, und zwar als Naval Systems Integration Manager bei der Werft Abeking & Rasmussen in Lemwerder.

Schnell zum Fotografen, Bewerbungsfotos machen lassen, Bewerbung schreiben und abschicken.

Und ... warten ...

Einige Zeit später wurde ich dann zum Vorstellungsgespräch eingeladen, man würde mich gerne kennenlernen wollen.

Das Vorstellungsgespräch – es war Sommeranfang 2019, ein sonniger Tag mit blauem Himmel (vielleicht auch ein Neuanfang für mich?) – verlief sehr positiv, in angenehmer, ja fast familiärer Atmosphäre. Das Gespräch dauerte fast 1 ½ Stunden. Meine Gesprächspartner waren (Achtung: es folgen die Neudeutschen Begriffe) der Director Human Resources, der Head of Design Division und der Chief Technology

Officer (CTO). Ich übersetze das mal in die heutige, wohl nicht mehr benutzte „altdeutsche Version": Meine Gesprächspartner waren der Personaldirektor (oder: Leiter der Personalabteilung), der Leiter der Konstruktionsabteilung und der technische Direktor (oder: Technikvorstand).

Am Ende des Gespräches sagte man mir, dass man sich noch mit weiteren Bewerbern unterhalten würde und anschließend zwei Bewerber auf die sogenannte „Shortlist" kommen würden. Diese beiden Bewerber würden dann – nach den Sommerferien – im August zu einem zweiten Gespräch eingeladen werden. Im Rahmen dieses Gespräches würde dann auch der Arbeitsplatz sowie der Betrieb gezeigt werden.

Nach dem Gespräch begleitete mich der Personaldirektor (Entschuldigung! Ich meine natürlich: der Director Human Resources) noch vor die Tür und sagte mir: „Wir sehen uns im August sicherlich wieder."

Nun hieß es wieder: Warten!

Aber um es mit den Worten unseres ehemaligen Fußballnationalspielers Andreas (Andi) Möller auszudrücken:

Ich hatte vom Feeling her ein gutes Gefühl.

Dieses Gefühl sollte mich täuschen. Am 21.08.19 erhielt ich die Nachricht, dass die Vakanz der ausgeschriebenen Stelle besetzt sei. Man habe aber meine Bewerbung zurückgestellt, denn man habe immer noch grundsätzlich Interesse an meiner Person.

Und was sagte mein Engel dazu? „Oh! Dann ist wohl ein anderer Weg für dich bestimmt."

Ein kurzer, aber sehr prägnanter und wohltuender Satz.

Auch die Familie hat mir sehr viel Trost gespendet, was mir sehr gut getan hat.

Wie geht's jetzt weiter?

Jesus Christus lehrt:

**Der Mensch denkt und Gott lenkt.**

# EPILOG

Heute habe ich es, Daniela Rebecca sei Dank, wieder geschafft, mein Leben selbst in die Hand zu nehmen und mein Glück selbst zu bestimmen. Nach vielen geistigen Ohrfeigen, die ich während meiner bisherigen Therapiesitzungen haben einfangen müssen, habe ich gelernt, nicht andere Menschen oder Dinge von meinem Glück abhängig zu machen. Ich blicke wieder nach vorne, und das ist auch ganz gut so, denn wenn ich zurückblicke, schaue ich auf ein großes Trümmerfeld.

> Dum spiro spero
>
> Solange ich atme, hoffe ich.

Meine Psychopharmaka habe ich mittlerweile „in die Ecke geschmissen"; ich hatte ohne ärztlichen Rat die Dosis zunächst in kleinen Schritten vermindert, bis ich schließlich die „Dinger" gar nicht mehr genommen habe. Und siehe da: Es geht auch ohne!

Ich möchte jetzt nicht behaupten, dass ich wieder 100%ig genesen bin, ein kleiner Teil wird wohl immer zurückbleiben. Auch heute noch kommen mir ab und zu schnell die Tränen, wenn ich bewegende Bilder im Fernsehen sehe oder bewegende Geschichten im Radio höre. Manches Mal auch, wenn ich an bewegende Momente in meinem Leben oder an „meinen Engel" denke.

> In jedem Anfang liegt ein Zauber inne, der uns beschützt und der uns hilft zu leben.
> *[Hermann Hesse]*

ABER: Von diesen kurzen Phasen erhole ich mich sehr schnell. Ich habe lediglich das Gefühl, die Zeit sei nur kurz stehen geblieben und blicke dann wieder nach vorne.

Stolz bin ich auch heute noch, dass ich die nicht ganz einfache Phase Anfang und Mitte 2019 gemeistert habe, obwohl ich zu der Zeit sehr zart besaitet war, sehr nah am Wasser gebaut hatte und am Boreout-Syndrom litt. Ablenkung, wie z. B. Kochen mit frischen Zutaten, die ich zuvor in aller Ruhe und Genuss eingekauft habe, dabei neue Rezepte ausprobieren, dieses Buch weiterschreiben, haben mich „in der Bahn" gehalten. Große Anerkennung gab es hierfür auch von Daniela Rebecca, die richtigerweise erwähnte, dass ich auch in andere Richtung hätte fallen können. [Dann wäre dieses Buch sicherlich um ein Kapitel „reicher": Abrutsch in die Depression, Teil III.]

In diesem Zusammenhang fiel mir ein schöner Spruch ein, den ich mal gelesen hatte:

„Manchmal muss man eine saubere Straße verlassen und einen staubigen Weg gehen, um seine Spuren zu hinterlassen."

Daniela Rebecca vermutete, dass ich mich bereits auf diesem staubigen Weg befinden würde. Das fand ich gar nicht so abwegig[5]. Und so habe ich meinen Lebensmut bewahrt und positiv in die Zukunft geschaut. Sie sagte auch, ich sei achtsamer geworden.

Aber was bedeutet das? Was ist Achtsamkeit?

Gemeint ist hier erhöhte Aufmerksamkeit, bewusst auf die kleinen, für uns alltäglich gewordenen Dinge des Lebens und unbewusste Mechanismen zu achten sowie das Hier und Jetzt vorurteilsfrei und ohne es zu bewerten erleben, und zwar nicht nur körperlich, sondern auch mental, weil nur im Hier und Jetzt das Leben stattfindet.

Wie sieht denn z. B. unser Alltag im Allgemeinen aus?

---

[5] Habt Ihr dieses Wortspiel bemerkt? Staubiger Weg – abwegig ☺

Morgens aufstehen, ab ins Bad, frühstücken, womöglich dabei die Zeitung lesen oder das Handy in der Hand, danach zur Arbeit gehen, die angefallene Arbeit abarbeiten, Feierabend machen, nach Hause gehen, Fernsehen/Video gucken, schlafen gehen, wieder aufstehen. Immer wieder die gleiche Routine. Und hier spricht man von Autopilot, das Gegenteil von Achtsamkeit.

> Wenn die Achtsamkeit etwas Schönes berührt, offenbart sie dessen Schönheit. Wenn sie etwas Schmerzvolles berührt, wandelt sie es um und heilt es.
> [Thích Nhất Hạnh, vietnamesischer buddhistischer Mönch, Schriftsteller und Lyriker]

Achtsamkeit würde bedeuten, sich unter der Dusche auf das wärmende Wasser konzentrieren, anstatt schon an die Dinge zu denken, die zu erledigen sind; beim Frühstück die Zeitung oder das Handy beiseitelegen („Leg doch mal das Handy wech!“)[6] und sich auf den Geschmack des Essens sowie des Kaffees oder Tees konzentrieren (-> gilt auch für alle anderen Mahlzeiten!); auf dem Weg zur Arbeit bewusst die Umwelt wahrnehmen.

---

[6] Wie bei der NDR 2 Comedy-Familie „Die Freeses“

Achtsamkeit ist der Weg zum eigenen Glück und zur eigenen tiefen Zufriedenheit.

> „Unser Umfeld, die Welt, in der wir leben und arbeiten, ist ein Spiegel unserer Einstellung."
> *[Earl Nightingale]*

Es ist lange kein Geheimnis mehr, dass Zufriedenheit vor allem eine Sache der inneren Einstellung ist. Die Art und Weise, wie wir auf die Welt schauen, hat einen erheblichen Einfluss darauf, wie glücklich wir in ihr sind. Natürlich muss man auch immer mal wieder unzufrieden oder gar unglücklich sein, denn sonst fehlt der Kontrast. Aber es ist irgendwie tragisch, wenn wir dauerhaft Trübsal blasen, uns nichts richtig Spaß macht und uns daher auch nichts gelingt. Pessimismus, Angst, Neid, Hass, Eifersucht, Zynismus, Trauer, Wut, Zweifel und noch viel mehr hindern uns an unserem Glück. Eine negativ getränkte Seele wird nie glücklich.

Achtsamkeit können wir erlernen. Hierzu gibt es mehr als genug Literatur im Internet, wie z. B.

https://dfme-achtsamkeit.de/was-ist-achtsamkeit-wirkung/

In einer meiner Sitzungen hatte mir Daniela Rebecca Fragen gestellt, die, wie ich hinterher habe feststellen dürfen, meine Achtsamkeit weiter geschärft haben und die man sich des Öfteren stellen sollte:

a) Was siehst du heute kritisch an dir, und was gefällt dir heute besonders an dir?
b) Was wolltest du erreichen, welche Ziele hattest du dir gestellt?
c) Hast du diese Ziele bereits erreicht?
d) Was hindert mich daran, gewisse Ziele zu erreichen?
e) Auf welche Dinge bin ich besonders stolz?
f) Wofür bin ich besonders dankbar?
g) Was würde dich im Moment glücklich machen?
h) Was waren meine „Durststrecken"?
i) Welche drei Dinge (Personen, Taten, etc.) siehst du heute in einem besonderen Licht (Sonnenstrahlen)?
j) Wann und wo habe ich mich das letzte Mal richtig frei gefühlt?

Dies und auch eine Menge Self-Care (s. Seite 146) haben dazu beigetragen, wie es mir heute geht, nämlich so, wie mein Engel aussieht: BLENDEND!

**Rainer 4.3 war geboren.**

> Faber est suae quisque fortunae.
>
> *Jeder ist seines eigenen Glückes Schmied.*

Wie es mit mir weitergehen wird, steht sicherlich in der Sternen. Ich mache Pläne für meine Zukunft, für Dinge, an denen ich Spaß habe, an Aufgaben, in denen ich aufblühe. Ich arbeite kräftig an meinem nächsten Upgrade: RAINER 5.0.

**Wer seine Träume verwirklichen will, muss aus ihnen erwachen.**

> Fames est optimus coquus.
>
> Hunger ist der beste Koch.

Ich überlege z. B. ernsthaft, ein Restaurant zu eröffnen, in dem ausschließlich Lebensmittel verwendet werden, die

a) nicht dem Ideal des Verbrauchers entsprechen (sogenannte B-Ware) und
b) aus Verpackungsumstellungen und Überproduktionen stammen, was auch sogenannte MHD-nahe Lebensmittel beinhaltet, also Lebensmittel, deren Mindesthaltbarkeitsdatum in Kürze abläuft.

Der Name meines Restaurants steht auch schon fest:

**„RAINERS RESTE-RAMPE"**

Vielleicht nenne ich es auch **„MEIN ENGEL"** …

Apropos „mein Engel": Sie habe ich für die Tellerwäsche vorgesehen. ;-)

Außerdem kann ich mir sehr gut vorstellen, als rüstiger Rentner (RAINER 5.0) mit dem Wohnmobil unseren Kontinent zu bereisen. Ich sehe auch den Schriftzug am Heck oder an den Seiten des Wohnmobils vor meinen Augen:

***Rainer Weltmann on Tour***

Vielleicht mache ich auch in 500.000 Jahren mit dem Papst und meiner Tochter eine Boutique in Wuppertal auf … und nenne mich dann Rainer Lottermann …

Danke, Loriot, für Deine tollen Sketche!

Ich hoffe, ihr konntet einiges aus meinen Erlebnissen für euer Leben mitnehmen. Denkt zwischendurch auch mal an euch und seid nicht ausschließlich für andere da, tut **EUCH** selbst etwas Gutes, etwas, woran **IHR** Spaß habt. Das Zauberwort heißt: **SELF-CARE**

Self-Care ist mehr als Schaumbad und Schokolade, mehr als materielle und ästhetische Dinge. Es geht vielmehr um das Sammeln von Energie für euch selbst, es geht um eine persönliche (positive) Lebenseinstellung, den eigenen Selbstwert und die kleinen alltäglichen Dinge im Leben. Das Ziel von Self-Care ist es, euch ein Leben aufzubauen, von dem ihr euch nicht regelmäßig erholen müsst.

Die Fürsorge beginnt schon im Kopf: Statt euch schlecht zu reden und euch zu dick, zu dünn, zu jung oder zu alt zu finden, solltet ihr euch selbst ein Kompliment machen oder zumindest etwas dafür tun, dass ihr euch besser fühlt, beispielsweise euch morgens einen Moment Zeit nehmen, um den Tag zu planen und festzuhalten, welche Momente ihr ganz bewusst genießen wollt (Stichwort: Achtsamkeit, s. o.):

> Falten sind die Haltestellen der Gesichtszüge.
> *[Heinz Erhardt]*

Vielleicht die Stunden zwischen Feierabend und Abendessen, in denen ihr spazieren geht?

Oder die Zeit, in der ihr das Essen für den nächsten Tag bzw. die nächsten Tage vorkocht und dabei das Radio laut aufdreht und mitsingt? [Das ist einer meiner Favoriten.]

Oder euch selbst einen Blumenstrauß kaufen?

Oder mal wieder gärtnern oder Zeit in der Natur verbringen?

Oder ihr sucht euch ein kreatives Projekt, wie z. B. ein Bild malen?

Vielleicht mal wieder Ausmisten? [Hat mir unheimlich viel geholfen.]

Oder die nächsten Massagetermine planen?

Ganz wichtig ist auch eine ausgewogene Work-Life-Balance[7]. Fragt euch, ob ihr genügend Zeit für Familie, Freunde und Hobbys habt.

Und keine Angst: Self-Care macht euch nicht zu Egoisten! Denn wer mit sich im Reinen ist, strahlt seine Zufriedenheit umso mehr nach außen aus und hat ein offenes Ohr für die Sorgen und Nöte anderer. Zu wissen, was ihr wollt, schafft klare Strukturen – ein deutliches, begründetes Ja oder

---

[7] Der Begriff **Work-Life-Balance** steht für einen Zustand, in dem *Arbeits- und Privatleben* miteinander in Einklang stehen.

Nein ist nicht nur für euch selbst, sondern auch für euer Gegenüber hilfreich.

**Und denkt bitte daran:** Sobald dunkle Wolken in euren Köpfen aufziehen und/oder andere Anzeichen einer Depression, wie ich sie im Prolog aufgeführt habe, bei euch auftreten: Zögert NICHT, sucht EUCH professionelle HILFE! Das ist heutzutage KEINE SCHANDE mehr!

**Zieht RECHTZEITIG die Reißleine!**

Und noch eine wichtige Erkenntnis: Behaltet euren Humor! Im Rahmen von Self-Care solltet ihr mindestens einmal am Tag herzhaft lachen.

Und denkt daran: Humor ist, wenn man trotzdem lacht!

Ich weiß nicht, wo ich heute wäre, wenn ich nicht selbst die Reißleine gezogen und darüber hinaus nicht meinen Humor behalten hätte, wenn mir nicht auch in meinen dunkelsten Stunden immer wieder ein kleiner Witz über die Lippen gegangen wäre oder ich im Geiste Sketche von Loriot durchgespielt hätte. Wenn ich überhaupt noch wäre …

In diesem Sinne wünsche ich euch ein glückliches, zufriedenes und erfülltes Leben!

> Glück ist kein Geschenk der Götter; es ist die Frucht einer inneren Einstellung.
> *[Erich Fromm]*

Tschüss, Auf Wiedersehen, goodbye, adios, addio, arrivederci, farvel, au revoir, αντίο (antío), 작별 인사 (jagbyeol insa), vaarwel, до свидания (do svidaniya), adjö, বিদায় (Bidāẏa), 再見 (Zàijiàn)

Macht's gut! Und bleibt mir gewogen.

Wilhelmshaven, den 19.11.2019

# Euer Rainer

PS: Das Leben ist eine Krankheit. Sie wird durch Geschlechtsverkehr übertragen und endet immer tödlich.

> Glaube, Hoffnung und Liebe, diese drei bleiben. Aber am größten ist die Liebe.
> *[1. Korinther, 13, 13]*

# Nachwort

> **Tempus fugit – amor manet.**
>
> ***Es vergeht die Zeit – die Liebe bleibt.***

Trotz allem Wissen um meine Krankheit, trotz ausgiebigem Self-Care … eines bleibt:

**Meine Liebe zu „meinem Engel"!**

Mein Engel, Du gehst mir einfach nicht aus dem Sinn. Ich liebe Dich noch immer abgöttisch …

Ich vermisse Dich an jedem Tag, an dem Du nicht bei mir bist …

Du fehlst mir so an jedem Tag, an dem Du nicht bei mir bist …

Meine Liebe zu Dir wird jeden Tag stärker …

„Man sagt, man vergesse einander schnell, wenn man sich länger nicht sieht. Ich denke aber, dass man nur diejenigen vergisst, die man nicht im Herzen trägt."

# Literaturverzeichnis

[1] www.astronumerologie.de/1962/3/29

[2] www.sterntaufe24.de/die-vier-elemente-und-ihre-bedeutung-fuer-die-sternzeichen

[3] www.sternzeichen.net/chinesisches-horoskop/elemente/

[4] www.de.wikipedia.org/wiki/Yin_und_Yang

[5] www.de.wikipedia.org/wiki/Rainer

[6] www.de.wikipedia.org/wiki/Komik

[7] www.religionen-entdecken.de/lexikon/a/auszug-aus-aegypten

[8] www.debeste.de

[9] https://de.wikipedia.org/wiki/Witz

[10] www.de.wikipedia.org/wiki/Selbstliebe

[11] Luise Reddemann Psychodynamisch Imaginative Traumatherapie, PITT – Das Manual, Leben Lernen 167, Pfeiffer bei Klett-Cotta, Stuttgart 3. Auflage 2005 (S. 101) ISBN 3-608-89729-1

[12] Raphael M. Bonelli: "Nur das kranke Auge sieht sich selbst" auf kath.net vom 5. Mai 2015, abgerufen am 6. August 2015

[13] Erika J. Chopich, Margaret Paul Das Arbeitsbuch. Zur Aussöhnung mit dem inneren Kind Ullstein Verlag, 1. Auflage 2005 ISBN 978-3548367026

# Wer zuletzt lacht ...

> Meine besten Witze
> hab ich erzählt,
> das Publikum lächelte
> nur leicht gequält.
> doch Heiterkeit ohne
> Maß und Ziel
> erregte ich, als ich
> vom Fahrrad fiel.
> *[Heinz Erhardt]*

Oder, wie es bei Nonstop Nonsens[8] hieß: „Und nun zum Schluss der gespielte Witz. Viel Vergnügen!"

Für diejenigen, denen der Begriff „Witz" nicht geläufig ist:

*„Ein Witz ist eine besonders strukturierte fiktive Erzählung, die den Zuhörer oder Leser durch einen für ihn unerwarteten Ausgang (Pointe) zum Lachen anregen soll."*

[9]

Und diejenigen, die zum Lachen in den Keller gehen, können dieses Buch praktischerweise gleich dorthin mitnehmen.

Bei „Rucola" fehlt doch ein „m"?!

---

[8] Nonstop Nonsens war eine humoristische Fernsehserie von und mit Dieter Hallervorden, deren erste Folge am **29. März** 1975 im Deutschen Fernsehen ausgestrahlt wurde. Nach dem Ende des Abspanns wurde die Sendung mit dem „gespielten Witz" beendet.

Urinstinkt. Das Wort Urinstinkt sollte nicht zwischen n und s getrennt werden, da sonst eine irritierende und das Lesen hemmende Trennung entsteht. [8]

Paradox ist, wenn sich einer im Handumdrehen den Fuß bricht.

Erst wenn du in einem Sarg liegst, hat man Dich zum letzten Mal reingelegt.

Gegen Pechsträhnen sind auch Friseure machtlos.

Nur ein Hund freut sich, wenn ihm etwas vorgeworfen wird.

Spontanität muss sorgfältig geplant werden!

Um eine Blume zu pflücken, braucht man nicht ins Gras zu beißen.

Die Hölle ist der Ort, an dem die Engländer kochen, die Italiener den Verkehr regeln und die Deutschen Fernsehunterhaltung machen.

Peter Petersen aus Ostfriesland kommt mit einer 5 im Religionsunterricht nach Hause. Der Vater ist entrüstet und geht am nächsten Tag in die Schule. Er fragt den Religionslehrer nach dem Grund für die 5.

Lehrer: „Sehen Sie mal, Herr Petersen, ihr Sohn wusste nicht einmal, dass Jesus gestorben ist."

Vater: „Oh ha, wir wohnen hier hinterm Deich, ohne Fernseher. Ich wusste nicht mal, dass er krank war!"

An alle die behaupten, sie wüssten wie der Hase läuft: Er hoppelt!